# 言語聴覚士国家試験出題基準

監修　公益財団法人 医療研修推進財団

令和 **5** 年4月版

JN009039

医歯薬出版株式会社

# 序　文

　平成 9 年法律第 132 号により言語聴覚士法が公布され，平成 10 年 9 月 1 日から施行されました．第 1 回言語聴覚士国家試験が平成 11 年 3 月に実施され，令和 5 年 2 月 18 日に第 25 回言語聴覚士国家試験が終了しました．

　その国家試験の出題範囲およびレベルについては，平成 10 年 3 月に厚生省（現厚生労働省）に設置された「言語聴覚士養成施設指定基準等検討委員会」および「養成課程等作業部会」において「言語聴覚士国家試験出題基準」が関係各位のご努力により作成され，これに準拠した内容で国家試験の出題がなされてきました．

　平成 30 年 3 月に 4 回目の「言語聴覚士国家試験出題基準」の改定が行われてから，今年で 5 年の節目を迎えることとなり，この間に医学・医療および学説等に著しい進歩がみられ，言語聴覚士を取り巻く環境にも変化がみられました．これらの変化，変革に即応する必要があることから，試験委員会では出題基準の見直しの必要性についての提言があり，この度，言語聴覚士国家試験出題基準検討委員会を設け，出題基準における出題項目の見直し，科目内および科目間での整合性，表現や用語の統一性等の見直しについての検討を実施しました．その結果，医学・医療，言語聴覚士教育の最新情報を具備した項目を示す内容になりました．

　今後，試験委員会においてはこの基準に準拠した出題としていただき，適正な試験の実施を図り，言語聴覚士の資質および医療の普及・向上に寄与できるようにしたいと思います．出題基準検討委員会ならびに試験委員会各位，関係機関のご尽力，ご協力に心から感謝いたしまして，序文の言葉とします．

令和 5 年 3 月 1 日


公益財団法人　医療研修推進財団
理 事 長　河 邊 博 史

# 目　　　次

序　文
言語聴覚士国家試験出題基準の利用法
言語聴覚士国家試験出題基準検討委員会委員名簿

# 言語聴覚士国家試験出題基準の利用法

　言語聴覚士国家試験は，言語聴覚士法第 29 条に基づき「言語聴覚士として必要な知識および技能について」行われる．

　その内容を具体的な項目によって示したのが，言語聴覚士国家試験出題基準である．言語聴覚士国家試験の妥当な内容と適切なレベルを確保するために言語聴覚士試験委員はこの基準に拠って出題する．ただし，出題内容に関する最終的な判断は，試験委員会が行うものとする．

　なお，当該出題基準は大学または養成所の卒業前の教育で扱われる内容と概ね一致するものであるが，全てを網羅するものではなく，これらの教育の在り方を拘束するものではない．

　この表の項目の分類は次に示すとおりである．

　見出し（タイトル），大項目，中項目，小項目に分類する．

1. 大項目は中項目を束ねる見出しであり，科目全体の範囲を示すものである．

2. 中項目は試験の出題内容となる事項であり，試験問題はこの範囲から出題されることとなる．

3. 小項目は中項目に関する内容のうち，特に重要な事項である．ただし，出題範囲を限定するものではない．

4. 各項目の（　）内は例示・言い換え・説明等である．

# 言語聴覚士国家試験出題基準検討委員会委員名簿

| | | | |
|---|---|---|---|
| 委　員　長 | 福　島　邦　博 | 九州大学／埼玉医科大学 |
| 副委員長 | 柴　本　　　勇 | 聖隷クリストファー大学 |

| | | |
|---|---|---|
| 委　　　員 | 阿　部　晶　子 | 国際医療福祉大学 |
| | 石　坂　郁　代 | 北里大学 |
| | 今　高　城　治 | 獨協医科大学 |
| | 大　塚　聡　子 | 埼玉工業大学 |
| | 香　取　幸　夫 | 東北大学大学院 |
| | 北　本　佳　子 | 昭和女子大学 |
| | 小　松　雅　彦 | 神奈川大学 |
| | 齋　藤　康一郎 | 杏林大学 |
| | 佐　藤　宏　昭 | 岩手医科大学　名誉教授 |
| | 塩　谷　彰　浩 | 防衛医科大学校 |
| | 城　間　将　江 | 国際医療福祉大学大学院 |
| | 髙　戸　　　毅 | 東京大学　名誉教授 |
| | 田　中　尚　文 | 帝京大学ちば総合医療センター |
| | 種　村　　　純 | 川崎医療福祉大学 |
| | 爲　数　哲　司 | 国際医療福祉大学 |
| | 永　井　知代子 | 帝京平成大学 |
| | 中　川　誠　司 | 千葉大学 |
| | 西　澤　典　子 | 北海道大学病院 |
| | 山　下　夕香里 | 昭和大学 |

| | | |
|---|---|---|
| 試験委員 | 今　井　正　司 | 川村学園女子大学 |
| | 上　田　晃　一 | 大阪医科薬科大学 |
| | 岡　田　謙　介 | 東京大学大学院 |
| | 木　村　和　美 | 日本医科大学大学院 |
| | 古　郷　幹　彦 | 大阪大学　名誉教授 |
| | 小　林　俊　輔 | 帝京大学 |
| | 佐　野　　　肇 | 北里大学 |

# Ⅰ　基礎医学

| 大 項 目 | 中 項 目 | 小 項 目 |
|---|---|---|
| 1 医学総論 | A 健康・疾病・障害と社会環境 | a 健康の概念<br>b 生活機能と障害（ICF）<br>　1）機能障害<br>　2）活動制限<br>　3）参加制約<br>c 背景因子<br>　1）環境因子<br>　2）個人因子<br>d QOL<br>e リハビリテーション<br>f インクルージョン，ノーマライゼーション |
| | B 医療倫理 | a 医の倫理（インフォームド・コンセントなど）<br>b 研究倫理<br>c 臨床倫理<br>d 専門職倫理（守秘義務など） |
| | C 医療行為 | a 診療補助行為<br>b チーム医療・多職種連携<br>c 地域医療<br>d 医療安全<br>e 臨床研究，EBM |
| | D 人口・保健統計 | a 人口統計<br>b 疾病・障害統計 |
| | E 疫学 | a 疫学の概念<br>b 現状と動向 |
| | F 健康管理，予防医学 | a 現状と動向<br>b 健康診断・診査<br>c 生活習慣 |
| | G 母子保健 | a 現状と動向 |
| | H 成人・老人保健 | a 現状と動向 |
| | I 精神保健 | a 現状と動向 |
| | J 感染症対策 | a 予防，標準予防策<br>b 院内感染，日和見感染 |
| | K 環境保健 | a 環境と健康<br>b 環境汚染<br>c 医薬品などによる健康被害 |

| 大 項 目 | 中 項 目 | 小 項 目 |
|---|---|---|
| 2 解剖学 | A 人体の大要 | a 人体の構成 |
| | B 細胞と組織 | a 細胞の種類 |
| | | b 組織の種類 |
| | | 1）上皮組織 |
| | | 2）支持組織（血液を含む） |
| | | 3）筋組織 |
| | | 4）神経組織 |
| | C 系統 | a 骨格系 |
| | | b 筋系 |
| | | c 神経系 |
| | | d 循環器（脈管）系 |
| | | e 呼吸器系 |
| | | f 消化器系 |
| | | g 泌尿生殖器系 |
| | | h 内分泌系 |
| | D 発生 | a 胚葉 |
| | | b 鰓（咽頭）弓 |
| 3 生理学 | A 一般生理学 | a 細胞の構造 |
| | | b 細胞膜の生理 |
| | | c 興奮と伝達 |
| | | d 運動単位 |
| | | e 筋収縮と活動電位 |
| | | f シナプス伝達 |
| | | g 反射 |
| | B 運動機能 | a 末梢神経 |
| | | b 脊髄 |
| | | c 脳幹 |
| | | d 小脳 |
| | | e 大脳基底核 |
| | | f 大脳皮質（機能局在） |
| | C 感覚機能 | a 視覚 |
| | | b 聴覚 |
| | | c 味覚 |
| | | d 嗅覚 |
| | | e 体性感覚 |
| | D 睡眠と脳波 | a 睡眠 |
| | | b 脳波 |

| 大 項 目 | 中 項 目 | 小 項 目 |
|---|---|---|
| | E 記憶と学習 | a 記憶 |
| | | b 学習 |
| | F 自律機能 | a 自律神経機能 |
| | G 血液 | a 血液の作用 |
| | | b 血液の成分 |
| | | c 血液の凝固 |
| | | d 血液型 |
| | H 循環 | a 心臓の機能 |
| | | b 血液循環 |
| | | c 循環系の調節 |
| | | d 血圧 |
| | I 呼吸 | a 呼吸調節 |
| | | b 呼吸運動 |
| | | c 肺気量と換気 |
| | | d 血液ガス |
| | J 消化と吸収 | a 嚥下機構 |
| | | b 消化 |
| | | c 吸収 |
| | K 体液調節と尿排泄 | a 体液調節 |
| | | b 尿の生成と排泄 |
| | L 内分泌・生殖機能 | a 内分泌 |
| | | b 生殖 |
| 4 病理学 | A 疾病の原因 | a 外因 |
| | | b 内因 |
| | B 病変 | a 退行性病変 |
| | | b 進行性病変 |
| | | c 循環障害 |
| | | d 炎症 |
| | | e 腫瘍 |
| | | f 奇形 |
| | C 遺伝 | a 遺伝性疾患 |
| | D 免疫 | a 免疫と疾患 |
| | | b 自己免疫 |

# II 臨床医学

| 大 項 目 | 中 項 目 | 小 項 目 |
|---|---|---|
| 1 内科学 | A 内科診断学総論 | a 呼吸機能検査 |
| | | b 循環器機能検査（心電図など） |
| | | c 血液検査 |
| | |   1）血液成分検査 |
| | |   2）生化学的検査 |
| | | d 尿検査 |
| | | e 画像検査 |
| | B 内科治療学総論 | a 急性疾患の管理 |
| | | b 慢性疾患の管理 |
| | C 循環器疾患 | a 先天性心疾患 |
| | | b 心臓弁膜症 |
| | | c 虚血性心疾患 |
| | |   1）狭心症 |
| | |   2）心筋梗塞 |
| | | d 高血圧と動脈硬化 |
| | | e 心不全と不整脈 |
| | D 呼吸器疾患 | a 上気道疾患 |
| | | b 気管・気管支疾患 |
| | | c 肺疾患 |
| | |   1）肺炎 |
| | |   2）肺結核 |
| | |   3）慢性閉塞性肺疾患（COPD） |
| | |   4）肺癌 |
| | E 膠原病・アレルギー・免疫疾患 | a アレルギー疾患総論 |
| | | b 喘息 |
| | | c 自己免疫疾患 |
| | | d 膠原病総論 |
| | | e 免疫不全（エイズを含む） |
| | F 血液疾患 | a 貧血 |
| | | b 白血病 |
| | | c 出血性疾患（血友病など） |
| | G 消化器疾患 | a 食道・胃・腸疾患 |
| | | b 肝・胆道・膵疾患 |
| | H 腎臓疾患 | a 腎炎 |
| | | b 腎不全 |
| | | c その他の腎臓障害 |

| 大 項 目 | 中 項 目 | 小 項 目 |
|---|---|---|
| | I　内分泌・代謝疾患 | a　内分泌疾患<br>　1）甲状腺疾患<br>　2）下垂体疾患<br>　3）副腎疾患<br>b　代謝疾患<br>　1）糖尿病<br>　2）痛風<br>　3）脂質異常症<br>　4）メタボリックシンドローム |
| | J　感染症 | a　感染症<br>　1）急性感染症<br>　2）慢性感染症<br>b　感染症の予防と治療 |
| | K　老年病学 | a　老年障害の特徴と疫学<br>b　老化（サルコペニア，フレイルなど）<br>c　長期臥床<br>d　廃用症候群 |
| 2 小児科学 | A　小児の発達と成長 | a　新生児<br>b　未熟児<br>c　乳児<br>d　幼児<br>e　学童<br>f　身体的成長<br>g　精神発達（母子相互作用を含む）<br>h　運動機能の発達<br>i　摂食嚥下機能の発達<br>　（離乳食の進め方を含む）<br>j　心身障害児の健康管理<br>k　被虐待児症候群 |
| | B　胎児医学と出生前医学 | a　遺伝性疾患<br>b　染色体異常<br>c　胎芽病と胎児病<br>d　奇形<br>e　子宮内発育不全 |

| 大 項 目 | 中 項 目 | 小 項 目 |
|---|---|---|
| | C 周産期医学 | a 周産期障害<br>　1）出産時障害<br>　　（新生児仮死など）<br>　2）高ビリルビン血症<br>　3）低出生体重児 |
| | D 脳性麻痺と運動器疾患 | a 脳性麻痺<br>b 脊髄性筋萎縮症<br>c 筋疾患（筋ジストロフィーなど） |
| | E てんかんと痙攣性疾患 | a てんかん<br>b その他の痙攣性疾患 |
| | F 中枢神経の奇形，変性疾患，脳腫瘍など | a 水頭症<br>b 神経管閉鎖不全，その他の中枢神経の奇形<br>c 変性疾患<br>d 脳腫瘍<br>e 頭部外傷 |
| | G 感染症 | a 中枢神経感染症<br>　（髄膜炎，脳炎，脳症など）<br>b 学校伝染病（風疹など） |
| | H 発達障害 | a 自閉症スペクトラム障害<br>b 注意欠如・多動性障害<br>c 学習障害<br>d その他の発達障害 |
| | I その他の疾患 | a 循環器疾患<br>b 呼吸器疾患<br>c 消化器疾患<br>d 内分泌・代謝疾患<br>e 膠原病・アレルギー疾患<br>f 血液疾患<br>g 泌尿生殖器疾患<br>h 精神疾患（心身症を含む） |
| 3 精神医学 | A 精神医学の方法 | a 異常を判定する基準<br>b 精神医学特有の方法<br>　（了解，追体験，解釈など） |
| | B 精神障害の分類 | a 伝統的分類<br>　（器質性，内因性，心因性）<br>b 国際的疾病分類・診断基準<br>　（ICD，DSM） |

| 大 項 目 | 中 項 目 | 小 項 目 |
|---|---|---|
| | C 精神科症候学 | a 精神機能の諸要素<br>（意識，知覚，思考，記憶，言語，感情，意欲，行動，自我意識など）<br>b 精神症状<br>（意識障害，幻覚，妄想，記憶障害，気分障害，行動異常，自我意識障害など） |
| | D 精神疾患 | a 器質性精神障害<br>b 精神作用物質関連障害<br>c 統合失調症<br>d 気分（感情）障害<br>e 神経症性障害<br>f パーソナリティ障害<br>g 知的能力障害，心理的発達の障害<br>h 摂食障害<br>i 睡眠障害<br>j 性障害及び性同一性障害 |
| | E ライフサイクル | a 各年齢期の障害の特徴 |
| | F 精神保健（メンタルヘルス） | a 精神障害の予防<br>b 産業精神医学<br>c 自殺 |
| 4 リハビリテーション医学 | A リハビリテーション医学総論 | a リハビリテーション医学の理念<br>b リハビリテーション医学の対象と方法 |
| | B 検査と評価 | a 神経学的評価<br>b 運動の評価と分析<br>c ADL 評価と QOL<br>d 生理的検査 |
| | C 治療総論 | a ゴールとプログラムの設定<br>b リスク管理<br>c チームアプローチ<br>d 言語聴覚療法<br>e 理学療法<br>f 作業療法<br>g 物理療法 |

| 大 項 目 | 中 項 目 | 小 項 目 |
|---|---|---|
| | D 各種疾患・障害のリハビリテーション | h 補装具および福祉機器（自立支援機器を含む）<br>a 脳損傷（脳血管障害，頭部外傷など）<br>b 末梢神経障害<br>c 脳性麻痺<br>d 筋疾患（筋ジストロフィーなど）<br>e 変性疾患（パーキンソン病，筋萎縮性側索硬化症，脊髄小脳変性症など）<br>f 脊髄障害（脊髄損傷など）<br>g 骨・関節疾患<br>h 呼吸器疾患<br>i 循環器疾患<br>j 自己免疫疾患・膠原病（関節リウマチなど）<br>k 悪性腫瘍<br>l 腎疾患（透析）・代謝疾患 |
| 5 耳鼻咽喉科学 | A 耳科学 | a 外耳疾患（外耳道炎，先天性外耳道閉鎖症など）<br>b 中耳疾患（急性中耳炎，慢性中耳炎，真珠腫性中耳炎，滲出性中耳炎，耳硬化症，耳管開放症など）<br>c 内耳疾患（突発性難聴，外リンパ瘻，騒音性難聴，加齢性（老人性）難聴，遺伝性難聴，内耳炎など）<br>d 顔面神経疾患（ベル麻痺，ハント症候群，顔面痙攣など）<br>e 耳科手術（鼓室形成術，人工聴覚器の手術など）<br>f めまい疾患（メニエール病，めまいを伴う突発性難聴，良性発作性頭位めまい症，前庭神経炎，聴神経腫瘍，薬物中毒など） |

| 大　項　目 | 中　項　目 | 小　項　目 |
|---|---|---|
| | B 鼻科学 | a 固有鼻腔と副鼻腔の構造 |
| | | b 固有鼻腔と副鼻腔の機能<br>　1）換気機能<br>　2）鼻腔共鳴 |
| | | c 固有鼻腔と副鼻腔の検査 |
| | | d 鼻・副鼻腔疾患（急性鼻炎，慢性鼻炎，鼻アレルギー，急性副鼻腔炎，慢性副鼻腔炎，後鼻孔閉鎖症など） |
| | | e 嗅覚とその障害 |
| | C 口腔・咽頭科学 | a 口腔・咽頭の構造 |
| | | b 口腔・咽頭の機能 |
| | | c 口腔・咽頭の検査 |
| | | d 口腔疾患（舌炎，口内炎，口腔・舌腫瘍，口唇口蓋裂など） |
| | | e 咽頭疾患（急性扁桃炎，慢性扁桃炎，扁桃肥大，アデノイド増殖症，睡眠時無呼吸症候群など） |
| | | f 唾液腺疾患（急性耳下腺炎，ムンプス，唾石症など） |
| | | g 鼻咽腔閉鎖不全を来す疾患 |
| | | h 味覚とその障害 |
| | D 喉頭科学 | a 喉頭疾患（急性喉頭炎，急性喉頭蓋炎，慢性喉頭炎，声帯ポリープ，声帯結節，声帯溝症，声帯麻痺など） |
| | | b 音声外科 |
| | | c 喉頭摘出術 |
| | E 気管食道科学 | a 気管・気管支・食道の構造 |
| | | b 気管・気管支・食道の機能 |
| | | c 気管・気管支・食道の検査 |
| | | d 気管・気管支疾患 |
| | | e 食道疾患 |
| | | f 気管切開と気道確保 |
| | | g 嚥下障害 |
| | | h 気道・食道異物 |

| 大 項 目 | 中 項 目 | 小 項 目 |
|---|---|---|
| | F 頭頸部腫瘍学 | a 良性・悪性腫瘍（聴器，鼻・副鼻腔，口腔・咽頭，喉頭，唾液腺など）<br>b 治療 |
| 6 臨床神経学 | A 脳血管障害 | a 脳梗塞<br>　1）アテローム血栓性脳梗塞<br>　2）心原性脳塞栓症<br>　3）ラクナ梗塞<br>b 脳出血<br>c くも膜下出血<br>d 一過性脳虚血発作<br>e その他の脳血管障害 |
| | B 頭部外傷 | a 脳挫傷<br>b び漫性軸索損傷<br>c 頭蓋内血腫 |
| | C 脳腫瘍 | a グリオーマ<br>b 髄膜腫<br>c 転移性脳腫瘍<br>d 神経鞘腫<br>e その他の疾患 |
| | D 感染症 | a 脳炎・髄膜炎<br>b 脳膿瘍<br>c プリオン病（クロイツフェルト・ヤコブ病など） |
| | E 変性疾患 | a 大脳基底核疾患（パーキンソン病，ハンチントン病など）<br>b 運動ニューロン疾患（筋萎縮性側索硬化症など）<br>c 脊髄小脳変性症（遺伝性脊髄小脳変性症，多系統萎縮症など）<br>d その他の変性疾患 |
| | F 認知症 | a アルツハイマー型認知症<br>b 血管性認知症<br>c レビー小体型認知症 |

| 大　項　目 | 中　項　目 | 小　項　目 |
|---|---|---|
| | | d 前頭側頭葉変性症（皮質基底核症候群，進行性核上性麻痺，ピック病など） |
| | | e その他の認知症 |
| | G 水頭症 | a 先天性 |
| | | b 後天性 |
| | | c 正常圧水頭症 |
| | H 脱髄疾患 | a 多発性硬化症 |
| | | b 視神経脊髄炎 |
| | | c 白質ジストロフィー |
| | | d その他の脱髄疾患 |
| | I 末梢神経障害 | a ギラン・バレー症候群 |
| | | b その他のニューロパチー（多発ニューロパチーなど） |
| | J 筋疾患 | a 重症筋無力症 |
| | | b ミトコンドリア脳筋症 |
| | | c 進行性筋ジストロフィー |
| | | d 多発筋炎 |
| | | e その他の筋疾患 |
| | K 頭痛 | a 片頭痛 |
| | | b 緊張型頭痛 |
| | | c その他の頭痛 |
| 7 形成外科学 | A 形成外科学総論 | a 皮膚の解剖と生理 |
| | | b 創傷治癒 |
| | B 組織移植 | a 遊離植皮 |
| | | b 皮弁 |
| | | c 有茎筋皮弁 |
| | | d 遊離組織移植 |
| | C 外傷，熱傷，潰瘍 | a 顔面外傷，顔面骨折 |
| | | b 顔面神経麻痺 |
| | | c 顔面熱傷，気道熱傷（損傷） |
| | | d 電撃症，化学熱傷，凍傷 |
| | | e 褥瘡 |
| | | f 難治性潰瘍 |
| | D 唇顎口蓋裂 | a 分類，発生 |
| | | b 手術時期，術式 |
| | | c 二次手術 |

| 大 項 目 | 中 項 目 | 小 項 目 |
|---|---|---|
| | E 頭蓋, 顔面, 耳介の先天異常 | a ピエール・ロバン症候群<br>b トリーチャー・コリンズ症候群<br>c 頭蓋骨縫合早期癒合症, 頭蓋顔面異骨症<br>d 顔面裂<br>e 小耳症, 外耳道閉鎖症 |
| | F 頭頸部癌切除後の障害 | a 術後性障害<br>b 再建手術 |
| | G 瘢痕とケロイド | a 定義と臨床経過<br>b 肥厚性瘢痕とケロイドの相違<br>c 瘢痕拘縮 |

## III　臨床歯科医学

| 大 項 目 | 中 項 目 | 小 項 目 |
|---|---|---|
| 1 臨床歯科医学 | A 歯・歯周組織 | a 構造（発生を含む）<br>b 機能（咀嚼，構音）<br>c 疾患<br>d 治療<br>　1）う蝕，歯髄炎<br>　2）歯周病<br>　3）歯列不正<br>　4）歯の欠損 |
|  | B 口腔，顎，顔面 | a 構造（発生を含む）<br>b 機能（摂食，咀嚼，嚥下，構音） |
|  | C 顎関節 | a 構造（発生を含む）<br>b 機能（摂食，咀嚼，嚥下，構音） |
|  | D 唾液腺 | a 構造（発生を含む）<br>b 機能（摂食，咀嚼，嚥下） |
|  | E 口腔ケア | a 予防<br>b 疾患<br>c 治療 |
|  | F 歯科医学的処置 | a 補綴，保存，歯科矯正などの処置 |
| 2 口腔外科学 | A 構音，摂食，咀嚼の障害と関係ある疾患 | a 口唇口蓋裂および類似疾患<br>b 舌，口底（口腔底），頰，口唇の異常<br>c 咬合異常<br>d 顎の先天異常・顎変形症<br>e 顎関節疾患<br>f 唾液腺疾患<br>g 末梢神経異常<br>h 口腔乾燥症<br>i 口腔内腫瘍<br>j 口腔粘膜疾患 |
|  | B 構音，摂食，咀嚼の障害に対する歯科医学的治療法 | a 手術的療法<br>b 補綴的補助装置による機能回復<br>c 訓練 |

| 大　項　目 | 中　項　目 | 小　項　目 |
|---|---|---|
| | C 歯，口腔，顎，顔面の炎症，感染症，腫瘍，囊胞，外傷並びに治療後の欠損 | a 機能障害<br>b 治療<br>c 再建と機能回復 |
| | D 中枢性疾患による口腔機能障害 | a 障害<br>b 評価<br>c 治療 |
| | E 加齢による口腔機能障害 | a 障害（口腔機能低下症）<br>b 評価<br>c 治療 |

# IV 音声・言語・聴覚医学

| 大 項 目 | 中 項 目 | 小 項 目 |
|---|---|---|
| 1 呼吸発声発語系の構造・機能・病態 | A 呼吸器系の基本構造 | a 上気道・気管・気管支・肺 |
| | | b 吸気筋と呼気筋 |
| | | c 胸郭 |
| | | d 呼吸運動の神経支配 |
| | B 呼吸運動 | a 吸気と呼気 |
| | | b 安静呼吸と深呼吸 |
| | | c 各種の肺気量と呼吸位 |
| | | d 発声時の呼吸運動と呼気保持 |
| | C 呼吸機能検査 | a 肺活量と時間肺活量 |
| | | b その他の検査 |
| | D 呼吸器系の病態 | a 呼吸困難 |
| | | b 喘鳴 |
| | | c 異常呼吸 |
| | | d 咳嗽 |
| | | e 気道狭窄 |
| | | f 過換気 |
| | E 喉頭の基本構造 | a 喉頭の位置 |
| | | b 喉頭の枠組み（喉頭の軟骨と靭帯） |
| | | c 喉頭の関節 |
| | | d 喉頭筋 |
| | | e 喉頭腔 |
| | | f 声帯と仮声帯 |
| | | g 喉頭粘膜と分泌腺 |
| | | h 喉頭の神経と血管 |
| | | i 年齢変化 |
| | F 喉頭の機能 | a 反射性喉頭閉鎖と気道防御機能 |
| | | b 呼吸機能 |
| | | c 発声機構 |
| | | d 発話時の喉頭調節 |
| | | e 声の高さの制御 |
| | | f 声の強さ（大きさ）の制御 |
| | | g 嚥下時の喉頭調節 |
| | G 喉頭の病態 | a 発声機能障害 |
| | | 1) 声帯運動障害 |
| | | 2) 声門閉鎖不全 |
| | | 3) 声帯振動異常 |

| 大 項 目 | 中 項 目 | 小 項 目 |
|---|---|---|
| | H 喉頭の検査 | 4）喉頭調節障害<br>b 呼吸障害<br>c 誤嚥と喉頭侵入<br>a 喉頭の観察<br>　1）間接喉頭鏡検査<br>　2）喉頭内視鏡検査（電子内<br>　　視鏡検査など）<br>b 声帯振動の検査<br>　1）ストロボスコピー<br>　2）高速度撮影法<br>　3）グロトグラフィ<br>c 画像検査<br>d 筋電図検査<br>e 空気力学的検査，音響分析 |
| | I 構音器官の基本構造 | a 鼻腔<br>b 鼻咽腔（上咽頭）<br>c 口唇<br>d 顎<br>e 口腔<br>f 舌<br>g 軟口蓋（口蓋帆）<br>h 咽頭<br>i 声道 |
| | J 構音運動 | a 声道調節<br>b 構音に関与する筋<br>c 神経制御<br>d 調音結合 |
| | K 構音器官の病態 | a 構音障害<br>b 組織欠損と奇形<br>c 運動障害<br>d 鼻咽腔閉鎖不全 |
| | L 構音器官の検査 | a パラトグラフィ<br>b 鼻咽腔内視鏡検査（電子内<br>　視鏡検査など）<br>c 画像検査<br>d 筋電図検査 |
| 2 聴覚系の構造・機能・病態 | A 聴器・平衡器の構造 | a 外耳<br>　1）耳介 |

| 大 項 目 | 中 項 目 | 小 項 目 |
|---|---|---|
| | | 2）外耳道 |
| | | b 中耳 |
| | | 　1）鼓膜 |
| | | 　2）中耳腔（鼓室・乳突洞など） |
| | | 　3）耳小骨 |
| | | 　4）耳小骨筋 |
| | | 　5）耳管 |
| | | c 内耳 |
| | | 　1）蝸牛 |
| | | 　2）前庭（半規管・耳石器） |
| | | 　3）内耳窓 |
| | | 　4）骨迷路と膜迷路 |
| | | 　5）蝸牛神経と前庭神経 |
| | | d 聴覚路 |
| | | e 聴覚中枢 |
| | B 聴器・平衡器の機能 | a 集音機能 |
| | | b 伝音機能 |
| | | c 内耳機能 |
| | | d 聴覚中枢機能 |
| | | e 両耳聴と方向覚 |
| | | f 平衡機能 |
| | | g 前庭動眼反射 |
| | C 聴器・平衡器の病態 | a 伝音難聴 |
| | | b 感音難聴 |
| | | 　1）内耳性難聴 |
| | | 　2）後迷路性難聴 |
| | | c 混合難聴 |
| | | d 中枢性難聴 |
| | | e 機能性難聴（心因性難聴，詐聴など） |
| | | f めまい，平衡障害 |
| 3 神経系の構造・機能・病態 | A 中枢神経系の構造 | a 大脳 |
| | | 　1）新皮質 |
| | | 　2）大脳辺縁系 |
| | | 　3）大脳基底核 |
| | | 　4）視床 |
| | | 　5）大脳白質 |

| 大 項 目 | 中 項 目 | 小 項 目 |
|---|---|---|
| | | b 脳幹・小脳 |
| | | 　1）中脳 |
| | | 　2）橋 |
| | | 　3）延髄 |
| | | 　4）小脳 |
| | | c 脊髄 |
| | | d 錐体路・錐体外路 |
| | | e 脳血管系 |
| | | f 脳脊髄液 |
| | | 　1）脳室系 |
| | | 　2）くも膜下腔 |
| | | 　3）脳脊髄液循環 |
| | | g 髄膜 |
| | B 末梢神経系の構造 | a 脳神経 |
| | | b 脊髄神経 |
| | | c 自律神経 |
| | | 　1）交感神経 |
| | | 　2）副交感神経 |
| | C 神経細胞の働き | a 神経伝導 |
| | | 　1）イオンチャンネル |
| | | 　2）活動電位 |
| | | b 神経伝達 |
| | | 　1）シナプス |
| | | 　2）神経伝達物質 |
| | D 中枢神経系の機能 | a 大脳皮質の機能局在 |
| | | 　1）運動野 |
| | | 　2）体性感覚野 |
| | | 　3）聴覚野 |
| | | 　4）視覚野 |
| | | 　5）前頭前野 |
| | | 　6）辺縁系 |
| | | 　7）言語領域 |
| | | b 伝導路 |
| | | 　1）運動性下行路 |
| | | 　2）体性感覚伝導路 |
| | | 　3）聴覚伝導路 |
| | | 　4）視覚伝導路 |
| | | 　5）小脳系伝導路 |

| 大 項 目 | 中 項 目 | 小 項 目 |
|---|---|---|
| | | c 大脳白質の機能 |
| | | 　1）投射線維 |
| | | 　2）交連線維 |
| | | 　3）連合線維 |
| | | d 脳幹の機能 |
| | | 　1）脳神経核 |
| | | 　2）皮質核路 |
| | | e 小脳の機能 |
| | | f 脊髄の機能 |
| | E 末梢神経系の機能 | a 運動神経と感覚神経 |
| | | b 神経筋接合部 |
| | | c 知覚受容体 |
| | F 中枢神経系の病態 | a 高次脳機能障害 |
| | | b 運動麻痺 |
| | | 　1）上位運動ニューロン性麻痺 |
| | | 　2）下位運動ニューロン性麻痺 |
| | | c 運動失調 |
| | | d 基底核障害 |
| | | e 感覚障害 |
| | | f 脊髄障害 |
| | G 末梢神経系の病態 | a 運動麻痺 |
| | | b 感覚障害 |
| | | c 自律神経障害 |
| | H 神経生理・画像検査 | a 電気生理学的検査 |
| | | 　1）神経伝導検査 |
| | | 　2）脳波 |
| | | 　3）脳磁図 |
| | | b 形態画像解析 |
| | | 　1）CT |
| | | 　2）MRI |
| | | 　3）脳血管撮影 |
| | | 　4）超音波検査 |
| | | c 機能画像解析 |
| | | 　1）SPECT |
| | | 　2）PET |
| | | 　3）機能的 MRI（fMRI） |
| | | 　4）NIRS |

# V 心理学

| 大 項 目 | 中 項 目 | 小 項 目 |
|---|---|---|
| 1 認知・学習心理学 | A 感覚 | a 感覚の種類(感覚モダリティ) |
| | | b 感覚可能範囲と感度 |
| | | c 物理量と心理量 |
| | | d 感覚内の次元 |
| | | e 順応と対比・同化 |
| | | f 感覚遮断 |
| | B 知覚・認知 | a 色彩知覚 |
| | | b 空間知覚・奥行き知覚 |
| | | c 形態知覚(図地の分化, 群化, パターン認識) |
| | | d 運動知覚 |
| | | e 知覚の恒常性 |
| | | f 知覚の統合・相互作用 |
| | | g 知覚運動協応 |
| | | h 選択的注意と眼球運動 |
| | | i オブジェクト認知 |
| | | j 認知地図 |
| | C 学習 | a 古典的条件づけ |
| | | b オペラント条件づけ(道具的条件づけ) |
| | | c 弁別学習 |
| | | d 技能学習 |
| | | e 社会的学習 |
| | | f 学習の転移 |
| | | g 情動 |
| | | h 動機づけ |
| | | i 要求水準 |
| | | j 学習性無力感 |
| | D 記憶 | a 記憶過程(記銘・保持・想起, 符号化・貯蔵・検索) |
| | | b 記憶の分類(保持時間による分類, 内容による分類) |
| | | c 記憶範囲・記憶容量 |
| | | d 忘却 |
| | E 思考・知識 | a 概念(概念形成, 概念達成, カテゴリ) |
| | | b 問題解決 |
| | | c 推論 |
| | | d 認知の偏り |

| 大　項　目 | 中　項　目 | 小　項　目 |
|---|---|---|
| | | e 表象（イメージ） |
| | | f 知識の構造（スキーマ，スクリプト） |
| | F 言語 | a 非言語的・前言語的コミュニケーション |
| | | b 象徴・記号・言語 |
| | | c 言語使用・言語理解 |
| | G 対人認知 | a 印象形成 |
| | | b 対人魅力 |
| | | c ステレオタイプ |
| | | d 認知的不協和 |
| 2 心理測定法 | A 心理物理学（精神物理学）的測定法 | a 閾値の測定 |
| | | b 尺度水準 |
| | | c 誤差（恒常誤差，測定誤差） |
| | B テスト理論 | a 標準化 |
| | | b 妥当性 |
| | | c 信頼性 |
| | | d 因子分析 |
| | C 尺度構成法 | a 評定法 |
| | | b 順位法 |
| | | c 一対比較法 |
| | D 調査法 | a サンプリング（標本抽出） |
| | | b 質問紙法 |
| | E データ解析法 | a 記述統計 |
| | | b 推測統計 |
| | | c 統計的検定 |
| 3 臨床心理学 | A パーソナリティ理論 | a 類型論 |
| | | b 特性論 |
| | B 発達各期における心理臨床的問題 | a 発達障害 |
| | | b 不登校・ひきこもり・緘黙 |
| | | c 摂食障害 |
| | | d 自我同一性の障害 |
| | C 異常心理 | a 精神分析 |
| | | b 気分（感情）障害（抑うつ障害，双極性障害など） |
| | | c 統合失調症 |

| 大 項 目 | 中 項 目 | 小 項 目 |
|---|---|---|
| | | d 心的外傷およびストレス因関連障害 |
| | | e パーソナリティ障害 |
| | | f 不安症，強迫症 |
| | | g 心身症 |
| | | h 意識の障害 |
| | | i 診断基準・国際的疾病分類（DSM，ICD） |
| | D 臨床心理学的アセスメント | a 知能検査 |
| | | b 発達検査 |
| | | c パーソナリティ検査 |
| | | d 面接 |
| | | e 行動観察 |
| | E 心理療法 | a クライエント中心療法 |
| | | b 精神分析療法 |
| | | c 遊戯療法 |
| | | d 行動療法 |
| | | e 応用行動分析（ABA） |
| | | f 認知療法（認知行動療法） |
| | | g 集団心理療法 |
| | | h 家族療法 |
| 4 生涯発達心理学 | A 発達の概念 | a 発達の規定要因 |
| | | b 発達研究法 |
| | | c 発達理論 |
| | B 新生児期・乳児期 | a 知覚・認知の発達（測定法など） |
| | | b 運動の発達 |
| | | c 愛着の発達 |
| | C 幼児期・児童期 | a 遊びと社会性の発達 |
| | | b 認知機能の発達 |
| | | c 自己・他者認知の発達 |
| | | d 保育・学校教育と発達 |
| | D 青年期 | a 親子関係・友人関係 |
| | | b 自我同一性の確立 |
| | | c 知的機能の発達 |
| | E 成人期・老年期 | a 職業生活 |
| | | b 家族生活 |
| | | c 加齢 |

| 大 項 目 | 中 項 目 | 小 項 目 |
|---|---|---|
|  |  | d 知的機能<br>e 死への対応 |

# VI 音声・言語学

| 大 項 目 | 中 項 目 | 小 項 目 |
|---|---|---|
| 1 音声学 | A 音声 | a 音声の基本的な性質 |
| | | b 音の構造 |
| | | c 音声と音韻 |
| | B 発声発語器官と構音 | a 構音の観察 |
| | | b 構音動態の測定 |
| | C 音声記号 | a 国際音声記号（IPA） |
| | D 分節音 | a 母音 |
| | | b 子音 |
| | | c 音声連続（調音結合・同化 など），音素と異音 |
| | E 超分節的特徴（プロソディ） | a アクセント |
| | | 1) ピッチアクセント |
| | | 2) ストレスアクセント |
| | | b イントネーション |
| | | c リズム |
| | F 日本語音声学 | a 日本語の分節音 |
| | | b 日本語の超分節的特徴 |
| | | c その他（撥音，促音，長音， 母音の無声化など） |
| 2 音響学（音声生成の音響理論，音響特徴，知覚） | A 音の物理的側面 | a 音の物理と心理 |
| | | b 純音と複合音 |
| | | c 周波数，位相，振幅 |
| | | d 周期音，非周期音，過渡音 |
| | | e 音圧・音の強さとレベル表示（デシベル） |
| | | f 時間波形と周波数スペクトル |
| | B 音響管の周波数特性 | a 音波の伝播 |
| | | b 反射と干渉 |
| | | c 音響管の共鳴 |
| | C 音声生成の音響理論 | a 線形システム |
| | | b 音源特性と基本周波数 |
| | | c 声道の周波数特性・伝達特性 |
| | | d 放射特性 |
| | | e ソース・フィルタモデル（音源フィルタ理論） |

| 大 項 目 | 中 項 目 | 小 項 目 |
|---|---|---|
| | D 言語音の生成と知覚 | a 母音の音響特徴とその知覚（フォルマント周波数）<br>b 子音の音響特徴とその知覚<br>c 連続音声の音響特徴とその知覚 |
| | E 超分節的特徴の音響特徴と知覚 | a アクセントの音響特徴と知覚<br>b イントネーションの音響特徴と知覚<br>c 音声区間の長さ，ポーズ |
| | F 音声の音響分析 | a 音声の記録<br>b 音声のデジタル音響分析の基礎<br>c サウンドスペクトログラム<br>d 声，言語音声，談話の分析 |
| 3 聴覚心理学 | A 音の心理物理学 | a 聴覚閾値，痛覚閾値，可聴範囲<br>b 弁別閾と比弁別閾<br>c 大きさ（ラウドネス）<br>d 高さ（ピッチ）<br>e 音色<br>f 時間と時間的パタンの知覚 |
| | B 聴覚の周波数分析とマスキング現象 | a 聴覚フィルタ・臨界帯域<br>b 同時・継時・中枢性マスキング |
| | C 両耳の聴こえ | a 両耳加算<br>b 両耳間差と音源定位 |
| | D 環境と聴覚 | a 音による環境理解（聴覚情景分析，カクテルパーティー効果など）<br>b 環境騒音（ロンバード効果など）<br>c 聴覚疲労と聴覚順応 |
| 4 言語学 | A 言語学の基礎 | a 言語学の対象<br>b 言語の基本的な性質<br>c 言語の諸単位 |

| 大　項　目 | 中　項　目 | 小　項　目 |
|---|---|---|
|  | B 音韻論 | a 音素，素性，音韻規則<br>b 音節，モーラ，音素配列論<br>c アクセント（名詞，動詞，形容詞，複合語など） |
|  | C 形態論 | a 形態素と単語（有標形，無標形など）<br>b 形態論的プロセス（派生，複合，屈折など）<br>c 異形態と形態音韻論<br>d 日本語の形態論（接頭辞，接尾辞，連濁，五段活用動詞（子音語幹動詞）・一段活用動詞（母音語幹動詞）と屈折・派生形態論など） |
|  | D 統語論 | a 語順<br>b 文の構造（単文，複文，従属節など）<br>c 単文の構造（格配置，N 項述語，多重主語文など）<br>d 機能語（助詞，補助動詞など）<br>e ボイス（直接受身と間接受身，使役文，希望文，難易文など）<br>f テンスとアスペクト<br>g モダリティ（認識・義務のモダリティ，聞き手に対するモダリティなど）<br>h その他の単文内の統語現象（否定，取り立て，トピック，フォーカス，副詞など）<br>i 複文（従属節と共起可能な文法要素など），埋め込み文（連体化・関係化など） |
|  | E 言語学のその他の分野 | a 意味論（語彙，文）<br>b 語用論（言外の意味，直示表現，前提など）と談話（接続表現など） |

| 大 項 目 | 中 項 目 | 小 項 目 |
|---|---|---|
| | | c 文字論（表記の本質，形態素と文字，表音性，表意性，表語性，仮名，漢字など）<br>d 類型論と対照言語学（日本語の類型的特徴など）<br>e 社会言語学（言語変異，地理的・社会的方言，言語規範，ダイグロシア，レジスター，コード・スイッチング，和語，漢語，外来語，敬語など） |
| 5 言語発達学 | A 言語発達を説明する理論 | a 生得説<br>b 学習説<br>c 認知説<br>d 社会・相互交渉説 |
| | B 前言語期の発達 | a コミュニケーション行動の発達<br>b 発声行動・言語音知覚の発達<br>c 認知機能の発達 |
| | C 幼児前期の言語発達 | a 初語の出現・語彙の増加<br>b 言語発達を促す大人の関わり<br>c 構文の発達<br>d 象徴機能の発達 |
| | D 幼児後期の言語発達 | a 語彙・構文の発達<br>b 談話能力の発達<br>c 音韻意識の発達 |
| | E 学童期の言語発達 | a 読み書き能力の発達<br>b 語彙・構文の発達<br>c 談話能力の発達 |

# VII　社会福祉・教育

| 大　項　目 | 中　項　目 | 小　項　目 |
|---|---|---|
| 1　社会保障制度 | A 社会保障と社会福祉 | a 考え方（理念，地域福祉と地域包括ケアシステム，地域共生社会，利用者保護の制度など）<br>b 動向 |
| | B 社会保障の体系と範囲 | a 社会保険，社会福祉，公的扶助，公衆衛生および医療（一般保健，学校保健，母子保健，精神保健，老人保健を含む） |
| | C 社会保障を構成する各制度 | a 年金<br>b 医療保障（医療保険，公費負担制度，医療扶助など）<br>c 介護保険<br>d 労働者災害補償保険<br>e 雇用保険<br>f 社会手当<br>g 公的扶助<br>h 社会福祉<br>i その他関連制度 |
| | D 社会福祉を構成する各法規 | a 社会福祉法<br>b 児童福祉法<br>c 母子及び父子並びに寡婦福祉法<br>d 老人福祉法<br>e 障害者基本法<br>f 障害者の日常生活及び社会生活を総合的に支援するための法律（障害者総合支援法，旧・障害者自立支援法）<br>g 身体障害者福祉法<br>h 知的障害者福祉法<br>i 精神保健及び精神障害者福祉に関する法律<br>j 発達障害者支援法<br>k 生活保護法<br>l その他関連法（障害，難病，差別，虐待などに関する法律） |

| 大 項 目 | 中 項 目 | 小 項 目 |
|---|---|---|
| | E 障害者に関する施策と実施体制 | a 手帳制度（身体障害者手帳など）<br>b 障害認定<br>c 福祉用具（補装具，日常生活用具など）<br>d 障害者計画 |
| | F ソーシャルワーク（相談援助・社会福祉援助技術） | a ソーシャルワーク（定義・理念・倫理など）<br>b ケースワーク（個別援助技術）<br>c グループワーク（集団援助技術）<br>d コミュニティ・ソーシャルワーク（地域援助技術）<br>e リサーチ（社会調査）<br>f マネジメント（組織と経営）<br>g ソーシャルアクション<br>h ケアマネジメント<br>i スーパービジョン，コンサルテーション<br>j カウンセリング<br>k ソーシャルサポート・ネットワーク<br>l その他（連携，アウトリーチなど） |
| | G 社会保障の実施体制 | a 社会保険<br>b 公衆衛生<br>c 社会福祉<br>d 民間活動（社会福祉協議会，民生委員など） |
| 2 リハビリテーション概論 | A リハビリテーションと障害論 | a リハビリテーションの理念と概論<br>b 障害の概念 |
| | B 教育リハビリテーション<br>C 職業リハビリテーション<br>D 社会リハビリテーション<br>E 地域リハビリテーション | |

| 大　項　目 | 中　項　目 | 小　項　目 |
|---|---|---|
|  | F 医療リハビリテーション<br>（注記　※ 医療リハビリテーションについてはⅡ臨床医学 4. リハビリテーション医学の範囲を除く．その他，他科目のリハビリテーションに関する項目参照） |  |
| 3 医療福祉教育・関係法規 | A 関係職種と法規 | a　言語聴覚士法<br>b　医事法規<br>　1）医療法<br>　2）医師法<br>　3）歯科医師法<br>　4）保健師助産師看護師法など<br>c　保健・福祉関係職種と法規<br>　1）社会福祉士，介護福祉士，保育士など<br>d　教育関係職種と法規<br>　1）特別支援教育など<br>e　その他<br>　1）法の体系<br>　2）個人情報保護法など |

# VIII　言語聴覚障害学総論

| 大 項 目 | 中 項 目 | 小 項 目 |
|---|---|---|
| 1 言語聴覚障害学総論 | A 言語聴覚障害学総論 | a 言語聴覚障害学の歴史・現状 |
| | | b 言語聴覚障害の種類・特徴・発生機序（成長・発達・老化の視点） |
| | | c 言語聴覚療法の概念 |
| | | d 障害者の権利 |
| | B 臨床の基礎 | a コミュニケーション |
| | | 　1）コミュニケーションおよび言語の意義 |
| | | 　2）コミュニケーションの種別・過程 |
| | | b 臨床の基本的な考え方 |
| | | 　1）評価・診断の原則と方法 |
| | | 　2）治療・指導・訓練の原則と方法および理論（環境調整を含む） |
| | | 　3）効果の評価・判定 |
| | C 言語聴覚士の職務内容，職業倫理 | a 言語聴覚士の職務 |
| | | b 職業倫理 |
| | | c リスク管理 |
| | | d 多職種連携 |
| | | e 地域言語聴覚療法（地域包括ケアシステムおよび災害リハビリテーションを含む） |
| 2 言語聴覚障害診断学 | A 評価・診断の理念 | a 科学的視点と手法に基づいた評価・診断 |
| | | 　1）評価の客観性・信頼性・妥当性 |
| | | 　2）正常値・標準値（基準値，参照値）と個人差の理解 |
| | | 　3）仮説の設定・検証・修正 |
| | | b 評価・診断の目的 |
| | | c 評価・診断に必要な知識と技法 |

| 大 項 目 | 中 項 目 | 小 項 目 |
|---|---|---|
| | B 評価・診断の過程 | a 評価・診断の基礎的過程<br>　（主訴，問題把握のための<br>　情報収集など）<br>b 検査・評価法の種類と選択<br>　1）言語聴覚士が実施する検<br>　　査・評価法<br>　2）他の専門職が実施する検<br>　　査・評価法<br>c 情報の整理・分析・統合，<br>　情報管理 |

# IX 失語・高次脳機能障害学（失語症）

| 大 項 目 | 中 項 目 | 小 項 目 |
|---|---|---|
| 1 失語症の定義 | A 定義 | |
| | B 鑑別 | a 意識障害 |
| | | b 認知症 |
| | | c 無言症 |
| | | d 構音障害 |
| | | e その他（右半球病変による コミュニケーション障害な ど） |
| | C 原因疾患 | a 脳血管障害 |
| | | b 変性疾患 |
| | | c 頭部外傷 |
| | | d その他（脳腫瘍，てんかん， 感染症など） |
| | D 病巣 | a 前方言語領域 |
| | | b 後方言語領域 |
| | | c その他の言語関連領域 |
| | E 言語側性化 | a 半球優位性 |
| | | b 利き手との関係 |
| 2 言語症状と失語症候群 | A 一般症状 | a 意図性と自動性の乖離現象 |
| | | b 保続 |
| | | c その他（遅延反応など） |
| | B 発語面の症状 | a 流暢性 |
| | | b 構音とプロソディの障害 （発語失行） |
| | | c 喚語障害（喚語困難，錯語， 新造語，接近行為，迂言） |
| | | d 失文法 |
| | | e ジャルゴン |
| | | f 残語，再帰性発話 |
| | | g 反響言語，補完現象 |
| | | h その他（非失語性呼称障害， 談話障害など） |
| | C 理解面の症状 | a 語音認知障害 |
| | | b 単語の理解障害 |
| | | c 構文の理解障害 |
| | | d その他（談話理解障害など） |
| | D 復唱の障害 | |

| 大 項 目 | 中 項 目 | 小 項 目 |
|---|---|---|
| | E 読字の障害 | a 音読・読解の障害 |
| | | b 漢字・仮名の障害 |
| | F 書字の障害 | a 自発書字・書き取りの障害 |
| | | b 漢字・仮名の障害 |
| | G 古典型失語症候群 | a ブローカ失語 |
| | | b ウェルニッケ失語 |
| | | c 伝導失語 |
| | | d 健忘性失語（失名辞失語） |
| | | e 全失語 |
| | | f 超皮質性失語（超皮質性運動失語，超皮質性感覚失語，混合型超皮質性失語） |
| | H その他の失語症 | a 語義失語 |
| | | b 皮質下性失語 |
| | | c 交叉性失語，非右利きの失語 |
| | I 純粋型 | a 純粋語唖 |
| | | b 純粋語聾 |
| | | c 純粋失読 |
| | | d 純粋失書 |
| | | e 失読失書 |
| | J 原発性進行性失語 | a 非流暢／失文法型 |
| | | b 意味型 |
| | | c ロゴペニック型 |
| | K 後天性小児失語 | a 原因疾患 |
| | | b 臨床像 |
| | | c 評価・診断 |
| | | d 訓練・援助 |
| 3 評価・診断 | A 評価・診断過程 | a 収集する情報の種類 |
| | B 評価法 | a インテーク面接 |
| | | b 総合的失語症検査 |
| | | 　1）標準失語症検査（SLTA） |
| | | 　2）WAB 失語症検査 |
| | | 　3）失語症鑑別診断検査 |
| | | 　4）重度失語症検査 |
| | | c 特定の側面の検査 |
| | | 　1）失語症語彙検査（TLPA） |
| | | 　2）SALA 失語症検査 |

| 大　項　目 | 中　項　目 | 小　項　目 |
|---|---|---|
| 4　訓練・援助 | | 3）新版失語症構文検査<br>4）トークンテスト<br>5）その他（標準失語症検査補助テスト（SLTA-ST），標準抽象語理解力検査など）<br>d　活動・参加の検査と評価（実用コミュニケーション能力検査（CADL）など）<br>e　関連する認知能力の検査<br>f　医学的情報の収集<br>g　心理・社会的側面の情報収集<br>h　評価サマリー |
| | C　診断手続き | a　鑑別診断<br>b　経過と予後<br>c　訓練・援助の方針の決定 |
| | A　リハビリテーション過程 | a　障害の諸側面<br>b　リハビリテーションの流れ<br>c　チーム連携 |
| | B　言語訓練の理論と技法 | a　刺激法，遮断除去法<br>b　機能再編成法<br>c　行動変容法<br>d　語用論的アプローチ<br>e　認知神経心理学的アプローチ<br>f　拡大・代替コミュニケーション（AAC）<br>g　訓練・援助の方法<br>　1）機能回復訓練（単語，構文，文字，談話，発語失行など）<br>　2）実用的コミュニケーション訓練（PACE など）<br>　3）その他（心理・社会的アプローチ，家族などへのサポートなど） |

| 大 項 目 | 中 項 目 | 小 項 目 |
|---|---|---|
| | C 訓練計画 | a 一般原則<br>b 適応と予後の予測<br>c 目標設定と訓練プログラム作成 |
| | D 各期の訓練・援助 | a 急性期の訓練・援助<br>b 回復期の訓練・援助<br>c 生活期の訓練・援助，地域リハビリテーション（失語症者向け意思疎通支援） |

# X 失語・高次脳機能障害学（高次脳機能障害）

| 大 項 目 | 中 項 目 | 小 項 目 |
|---|---|---|
| 1 神経心理学の基本概念 | A 定義，方法 | a 局在と側性化<br>b 乖離と離断 |
| 2 各種高次脳機能障害の病巣・症状・検査 | A 背景症状 | a 意識障害<br>b 失見当識<br>c 感情障害<br>d その他（精神症状，保続など） |
| | B 注意障害 | a 注意の分類<br>b 注意障害の分類 |
| | C 記憶障害 | a 記憶の分類<br>b 前向性健忘・逆向性健忘<br>c 作話<br>d 意味記憶障害<br>e その他（手続記憶障害など） |
| | D 失認 | a 視覚性失認<br>b 聴覚性失認<br>c 触覚性失認<br>d 相貌失認<br>e 街並失認<br>f 身体失認<br>g その他（病態失認など） |
| | E 視空間障害 | a 半側空間無視<br>b 構成障害<br>c バリント（Bálint）症候群<br>d その他（地誌的失見当など） |
| | F 動作・行為障害 | a 観念運動性失行<br>b 観念性失行<br>c 肢節運動失行（大脳性の拙劣症）<br>d 口舌顔面失行<br>e 着衣障害<br>f その他（道具の強迫的使用，拮抗失行，運動無視など） |
| | G 前頭葉症状 | a 遂行機能障害<br>b 作業記憶障害<br>c 行動障害（利用行動，模倣行動など）<br>d その他（人格・情動の障害など） |

| 大 項 目 | 中 項 目 | 小 項 目 |
|---|---|---|
| | H 半球離断症候群<br>I 認知症を呈する疾患の高次脳機能障害 | a アルツハイマー型認知症<br>b 血管性認知症<br>c レビー小体型認知症<br>d 前頭側頭葉変性症（皮質基底核症候群，進行性核上性麻痺，ピック病など）<br>e その他（パーキンソン病など） |
| | J 外傷性脳損傷の高次脳機能障害<br>K 検査・評価 | |
| 3 訓練・援助 | A 基本原則<br>B 訓練・援助の方法<br>C チームアプローチ | |

# XI　言語発達障害学

| 大 項 目 | 中 項 目 | 小 項 目 |
|---|---|---|
| 1 総論 | A 言語発達障害とは | a 標準的言語発達 |
| | | b 言語・コミュニケーションの障害（音韻，語彙，統語，意味，語用） |
| | | c 診断基準・国際的疾病分類（DSM，ICD） |
| | B 言語発達障害の病態 | a 発達の生理学（神経系の発生，成長） |
| | | b 発達病理（発生異常，周産期障害など） |
| | | c 脳機能 |
| | C 関連する主要な障害の種類と疾患 | a 知的能力障害 |
| | | b 自閉症スペクトラム障害 |
| | | c 限局性学習障害，発達性ディスレクシア（発達性読み書き障害） |
| | | d 注意欠如・多動性障害 |
| | | e 特異的言語発達障害 |
| | | f 運動機能障害（脳性麻痺など） |
| | | g 重複障害（重症心身障害児・者など） |
| | | h 先天異常（ダウン症など） |
| | D 療育・教育・就労支援体制 | a 早期発見，早期療育 |
| | | b 通所（通園），入所 |
| | | c 保育，教育，就労 |
| 2 評価 | A 収集する情報の種類 | a 生活歴 |
| | | b 現病歴 |
| | | c 発達歴 |
| | | d 既往歴 |
| | | e 家族歴 |
| | | f 臨床検査（聴覚検査，画像検査など） |
| | | g 行動観察 |
| | | h 環境調査 |
| | | i その他の関連情報 |

| 大　項　目 | 中　項　目 | 小　項　目 |
|---|---|---|
| | B 発達検査 | a 新版 K 式発達検査 |
| | | b 遠城寺式乳幼児分析的発達検査法 |
| | | c 乳幼児精神発達診断法（津守・稲毛式），KIDS 乳幼児発達スケールなど |
| | C 知能検査 | a 田中ビネー知能検査 V |
| | | b ウェクスラー式知能検査（WPPSI，WISC，WAIS） |
| | | c DAM など |
| | D 言語発達検査 | a 語彙発達検査（PVT-R など） |
| | | b ＜S-S 法＞言語発達遅滞検査 |
| | | c LC スケール，学齢版言語・コミュニケーション発達スケール（LCSA） |
| | | d 質問-応答関係検査など |
| | E 学習認知検査 | a KABC-II，DN-CAS |
| | | b 小学生の読み書きスクリーニング検査など |
| | | c 関連する認知能力の検査など |
| | F コミュニケーション検査 | a M-CHAT |
| | | b CARS2 |
| | | c PEP-3 |
| | | d FOSCOM |
| | | e 心の理論検査 |
| | | f その他の検査 |
| | G 評価のまとめ | a 情報の整理・統合 |
| | | b 指導・支援の方針，目標，プログラムの設定 |
| | | c 家族指導・多職種連携の方針，目標の設定 |
| 3 指導・支援 | A 言語発達段階に即した指導・支援 | a 前言語期 |
| | | b 幼児前期 |
| | | c 幼児後期 |
| | | d 学童期 |
| | | e 青年・成人期 |

| 大　項　目 | 中　項　目 | 小　項　目 |
|---|---|---|
| | B 障害別指導・支援 | a 知的能力障害<br>b 自閉症スペクトラム障害<br>c 限局性学習障害，発達性ディスレクシア（発達性読み書き障害）<br>d 注意欠如・多動性障害<br>e 特異的言語発達障害<br>f 運動機能障害（脳性麻痺など）<br>g 重複障害（重症心身障害児・者など） |
| | C 働きかけの諸技法 | a 意味・統語重視の指導（＜S-S 法＞など）<br>b 語用論的アプローチ（文脈設定型指導など）<br>c 拡大・代替コミュニケーション（AAC）による指導（文字学習，サイン，シンボル，コミュニケーションエイド，マカトン法など）<br>d TEACCH プログラム<br>e 応用行動分析（ABA）<br>f ソーシャルスキル・トレーニング（SST）<br>g インリアル |
| | D 環境調整，その他 | a 言語環境調整<br>b 保護者・養育者支援<br>c 地域や他職種との連携<br>d カウンセリングマインド |

# XII　発声発語・嚥下障害学

| 大 項 目 | 中 項 目 | 小 項 目 |
|---|---|---|
| 1 音声障害 | A 声の特性と機能および調節 | a 声の特性<br>　1) 声の機能<br>　2) 声に含まれる情報<br>　3) 声の可変性（高さ，強さ<br>　　（大きさ），声質，持続）<br>b 発声の物理的特徴<br>　1) 音声生成の物理的基礎<br>　2) 声帯振動<br>　3) 共鳴<br>　4) 発声の効率<br>c 発声の生理とその調節<br>　1) 神経系の制御<br>　2) 呼気調節<br>　3) 喉頭調節 |
|  | B 発生のメカニズムと分類 | a 音声障害の定義と病態<br>　1) 病的音声と正常音声の区<br>　　別<br>　2) 障害の判定における留意<br>　　点（年齢，性別，文化社<br>　　会的要素など）<br>　3) 発声機構と障害のメカニ<br>　　ズム<br>b 声帯の器質的病変に基づく<br>　音声障害<br>　1) 喉頭の組織異常（腫瘍な<br>　　ど）<br>　2) 喉頭の炎症性疾患<br>　3) 喉頭の外傷<br>c 声帯の運動障害に基づく音<br>　声障害（声帯麻痺など）<br>d 気管切開<br>e その他の音声障害（機能性<br>　発声障害，心因性発声障<br>　害，痙攣性発声障害，変声<br>　障害，発声の悪習慣など） |

| 大　項　目 | 中　項　目 | 小　項　目 |
|---|---|---|
| | C 検査・評価・診断 | a 検査の種類と目的<br>　1) 内視鏡検査 (声帯・声帯運動・声帯振動の観察など)<br>　2) 聴覚心理的評価 (GRBAS評価など)<br>　3) 音響分析による検査<br>　4) 発声機能検査 (声の高さ・強さ (大きさ), 最長発声持続時間, 発声時平均呼気流率など)<br>　5) 自覚的評価 (VHI など)<br>b 基本的な検査の方法<br>　1) 検査手順<br>　2) 記録法<br>c その他の検査 (喉頭筋電図検査, 喉頭の画像検査, 心理検査など)<br>d 評価と診断<br>　1) 各種の情報の整理と統合<br>　2) 鑑別診断 |
| | D 治療 | a 薬物治療<br>b 音声治療の種類と理念<br>c 声の衛生の指導<br>　1) 発声に関する基礎的理解の促進<br>　2) 誤った発声行動および生活習慣の修正<br>d 音声訓練の種類, 目的, 適用, 方法<br>e 外科的治療 |
| | E 無喉頭音声 (代用音声) | a 喉頭摘出後の呼吸・発声・発語のメカニズム<br>b 喉頭摘出患者に対する話しことばの検査と評価 (発声機能の検査, 構音の検査, コミュニケーション機能検査など) |

| 大　項　目 | 中　項　目 | 小　項　目 |
|---|---|---|
| 2　構音障害 | | c　無喉頭音声の種類と特徴および選択基準<br>　　1）人工喉頭<br>　　2）食道発声<br>　　3）気管食道瘻発声（TEシャント・ボイスプロテーゼ）など<br>d　各種無喉頭音声の訓練方法 |
| | F　音声障害者への支援 | a　社会復帰の問題点<br>b　社会復帰のための言語聴覚士の役割 |
| | A　概念と理論 | a　構音と共鳴<br>b　音韻と構音の発達<br>c　構音障害 |
| | B　検査・評価 | a　情報収集<br>b　発声発語器官の形態と機能の検査<br>c　構音の検査（目的と種類，実施法，記録・表記，分析，評価）<br>d　発話明瞭度 |
| | C　機能性構音障害 | a　構音の特徴<br>b　発達・心理・社会的側面の検査<br>c　音韻および構音の検査と評価<br>d　訓練計画と訓練方法 |
| | D　器質性構音障害 | a　発生のメカニズムと特徴<br>b　鼻咽腔閉鎖機能不全に関する疾患（口唇口蓋裂など）<br>　　1）情報収集<br>　　2）発語器官等の形態と機能の特徴および検査<br>　　3）声と共鳴，構音の特徴と検査，評価<br>　　4）外科的治療<br>　　5）言語管理と訓練 |

| 大 項 目 | 中 項 目 | 小 項 目 |
|---|---|---|
| | E 運動障害性構音障害 | c 舌・口腔底切除，中咽頭切除，顎切除<br>　1）発語器官等の形態と機能の特徴および検査<br>　2）構音の特徴と検査・評価<br>　3）外科的治療<br>　4）構音訓練<br>d その他の口腔疾患<br>e 発話補助手段<br>　1）スピーチエイド等の補綴的手段の種類と適用基準<br>　2）使用法と訓練<br>f チームアプローチ<br>a 発生のメカニズムと特徴<br>b 発声発語器官の形態と機能の検査（目的，方法，評価基準）<br>c 神経学的検査<br>d 話しことばの特徴と検査，評価（声・発話の特徴についての検査・評価，コミュニケーション能力の評価など）<br>e 外科的治療<br>f 訓練<br>　1）発話の訓練<br>　2）構音器官の運動機能訓練<br>　3）その他（コミュニケーション能力改善訓練など）<br>g 発話補助手段<br>　1）補綴的補助装置の種類と適用基準，訓練法<br>　2）拡大・代替コミュニケーション（AAC）の種類と適用基準，訓練法<br>h チームアプローチ |

| 大 項 目 | 中 項 目 | 小 項 目 |
|---|---|---|
| 3 嚥下障害 | A 摂食，咀嚼，嚥下 | a 摂食嚥下のメカニズム<br>（5 期モデル，プロセスモ<br>デルなど）<br>b 咀嚼・嚥下・呼吸の神経・<br>筋機構<br>　1）末梢神経機構<br>　2）中枢神経機構<br>　3）嚥下関連筋群<br>c 嚥下の年齢的変化<br>　1）新生児・乳児<br>　2）小児<br>　3）成人<br>　4）高齢者 |
| | B 発生のメカニズム | a 嚥下器官の解剖・生理<br>b 原因と分類<br>c 病態と症状（誤嚥など）<br>d 合併症（誤嚥性肺炎など） |
| | C 検査・評価 | a 摂食観察<br>b 音声・構音検査<br>c 簡易検査（反復唾液嚥下テ<br>　スト，改訂水飲みテスト，<br>　食物テスト，頸部聴診法な<br>　ど）<br>d 嚥下内視鏡検査（VE）<br>e 嚥下造影検査（VF）<br>f その他の検査（超音波検査，<br>　嚥下圧検査，筋電図など）<br>g 嚥下機能検査におけるリス<br>　クと対策（誤嚥防止対策，<br>　感染症対策を含む） |
| | D 治療・訓練 | a 治療・訓練の適応<br>b 間接訓練（基礎的訓練）<br>　1）機能的アプローチ<br>　2）呼吸・排痰訓練<br>c 直接訓練（摂食訓練）<br>　1）条件設定（食物形態，姿<br>　　勢など）<br>　2）機能的アプローチ<br>　3）代償的アプローチ |

| 大 項 目 | 中 項 目 | 小 項 目 |
|---|---|---|
| | | d 目標設定<br>　1）予後因子<br>　2）短期目標・長期目標<br>e 家族指導，患者・家族に対するカウンセリング<br>f 嚥下訓練におけるリスクと対策<br>g 外科的治療<br>　1）嚥下機能改善手術<br>　2）誤嚥防止手術<br>h 代替栄養法<br>　1）経静脈栄養<br>　2）経腸栄養<br>i チームアプローチ<br>j 訓練実施上の留意点<br>　1）救急法の基礎知識<br>　2）呼吸・姿勢保持・認知機能の障害と嚥下機能との関連<br>　3）口腔・咽頭の衛生・管理（吸引を含む）・口腔ケア<br>　4）患者の味覚・嗜好 |
| | E 気管切開患者への対応 | a 気管切開後の状態の理解（音声・嚥下）<br>b 各種気管切開チューブ（カニューレ）についての基礎知識<br>c 気管切開患者の管理（気管吸引など）<br>d リハビリテーション<br>e 気管切開患者の管理におけるリスクと対策 |
| 4 吃音 | A 基礎知識 | a 吃音・流暢性障害の定義<br>　1）発達性吃音（小児期発症流暢症）<br>　2）獲得性吃音<br>　3）クラタリング（早口言語症） |

| 大 項 目 | 中 項 目 | 小 項 目 |
|---|---|---|
| | | 4) 他の障害と併存する吃音・流暢性障害<br>b 発生のメカニズムと理論的背景<br>c 症状の特徴<br>　1) 発話症状<br>　2) 二次的症状 |
| | B 検査・評価 | a 情報収集<br>b 発話の評価<br>c 心理面・性格特徴の評価<br>d 環境面の評価 |
| | C 訓練・指導 | a 種類と理論的背景<br>b 間接的訓練(環境調整法，認知行動療法，メンタルリハーサル法など)<br>c 直接的訓練(流暢性形成訓練，吃音緩和法，統合訓練，リッカムプログラムなど)<br>d 心理社会的訓練<br>e セルフヘルプグループ |

# XIII　聴覚障害学

| 大 項 目 | 中 項 目 | 小 項 目 |
|---|---|---|
| 1 小児聴覚障害 | A 小児聴覚障害とは | a 聴覚障害と発達への影響<br>b 原因と種類・特性<br>　1) 発症時期（言語習得前失聴，言語習得後失聴）<br>　2) 難聴の種類と特性（伝音，感音，混合性）<br>　3) 原因と病態（遺伝性，胎児期性，周産期性，後天性，進行性，auditory neuropathy spectrum disorder）<br>　4) 聴力程度（軽度，中等度，高度，重度，重症度と障害認定）<br>c 聴こえの障害特性<br>d 早期発見と早期療育<br>e 併発する症状（めまい，耳鳴り，聴覚過敏） |
|  | B 聴覚検査と評価 | a 検査法の適用と鑑別・目的<br>b 小児聴覚検査と種類<br>　1) 聴性行動反応聴力検査（BOA）<br>　2) 条件詮索反応聴力検査（COR），視覚強化式聴力検査（VRA）<br>　3) ピープショウ検査<br>　4) 遊戯聴力検査<br>　5) 他覚的聴力検査（聴性誘発反応検査（聴性脳幹反応（ABR），聴性定常反応（ASSR）など））<br>　6) 耳音響放射（OAE）<br>　7) 新生児聴覚スクリーニング検査（自動 ABR など）<br>　8) 乳幼児聴覚検診<br>c 聴覚の発達（聴覚発達質問紙） |

| 大 項 目 | 中 項 目 | 小 項 目 |
|---|---|---|
| | C 言語・コミュニケーションの検査と評価 | a 関連情報の収集 |
| | | b 言語の検査と評価 |
| | | c 言語・非言語的コミュニケーションの検査と評価 |
| | | d 言語・非言語刺激の聴取検査と評価 |
| | | e 発声発語の検査と評価 |
| | | f 知能の検査と評価 |
| | | g 行動，情緒，パーソナリティ，社会性等の検査と評価 |
| | D 指導・支援と計画 | a 言語・認知発達指導 |
| | | b コミュニケーション指導 |
| | | c 発声発話指導 |
| | | d 聴覚活用指導 |
| | | e 心理・情緒・行動面の発達指導 |
| | | f 社会性の発達指導 |
| | | g 書記言語指導 |
| | | h セルフアドボカシー指導 |
| | | i 障害認識の指導 |
| | | j ライフステージ毎の指導上の要点 |
| | | k コミュニケーションモードと指導法（聴覚口話法，Auditory Verbal Therapy（AVT），文字・音声法，手話，指文字，トータルコミュニケーション，キュードスピーチ，自然法など） |
| | | l 手話言語（日本手話，日本語対応手話） |
| | | m 重複障害児の指導 |
| | E 養育・就学支援と社会連携 | a 養育者支援 |
| | | b 環境調整 |
| | | c 療育者・他専門家への助言・相談 |
| | | d 関連機関の連携とチームアプローチ |

| 大 項 目 | 中 項 目 | 小 項 目 |
|---|---|---|
| 2　成人聴覚障害 | A　成人聴覚障害とは | a　聴覚障害の影響<br>b　原因と種類・特性<br>　1）発症時期（先天性，後天性，加齢性（老人性））<br>　2）難聴の種類と特性（伝音，感音，混合性）<br>　3）原因と病態（伝音性，内耳性，後迷路性など）<br>　4）聴力程度（軽度，中等度，高度，重度，重症度と障害認定）<br>c　聴こえの障害特性<br>d　併発する症状（めまい，耳鳴り，聴覚過敏，耳閉塞感） |
| | B　聴覚検査と評価 | a　検査法の適用と鑑別・目的<br>b　純音聴力検査<br>　1）気導聴力検査<br>　2）骨導聴力検査<br>　3）自記オージオメトリー<br>c　語音聴力検査<br>　1）語音了解閾値検査（語音聴取閾値検査）<br>　2）語音弁別検査・語音明瞭度検査<br>d　マスキング<br>e　インピーダンスオージオメトリー<br>　1）ティンパノメトリー<br>　2）アブミ骨筋反射<br>f　内耳機能検査（SISI など）<br>g　他覚的聴力検査（聴性誘発反応検査（聴性脳幹反応（ABR），聴性定常反応（ASSR）など））<br>h　耳音響放射（OAE）<br>i　耳管機能検査<br>j　耳鳴検査<br>k　詐聴の検査 |

| 大 項 目 | 中 項 目 | 小 項 目 |
|---|---|---|
| | C 平衡機能の検査と評価 | a 平衡機能検査（眼振電図検査，ビデオ眼振検査，重心動揺計検査） |
| | | b リハビリテーション |
| | D 言語・コミュニケーションの評価 | a 関連情報の収集 |
| | | b 語音聴取の評価 |
| | | c 読話の評価 |
| | | d 発声発話の評価 |
| | | e 書記言語能力の評価 |
| | | f コミュニケーション能力の評価 |
| | | g 心理，行動，社会性などの評価 |
| | E 指導・支援と計画 | a 指導・支援プログラムの立案 |
| | | b 聴覚補償機器を活用した聴き取りの指導 |
| | | c 聴覚補償支援システムの活用指導 |
| | | d 読話指導 |
| | | e コミュニケーション指導（コミュニケーションストラテジー） |
| | | f 難聴高齢者・家族の指導 |
| | | g 障害認識の指導 |
| | | h 重複障害者の指導 |
| | F 就学・就労支援と地域連携 | a 環境調整 |
| | | b 相談・助言 |
| | | c 関連機関の連携とチームアプローチ |
| 3 補聴器・人工内耳 | A 補聴器 | a 補聴器の構造と機能 |
| | | 1）デジタル式補聴器・アナログ式補聴器 |
| | | 2）気導補聴器・骨導補聴器・軟骨伝導補聴器 |

| 大 項 目 | 中 項 目 | 小 項 目 |
|---|---|---|
| | | 3) ポケット形 (型)・耳かけ形 (型)・耳あな形 (型) 補聴器・RIC 補聴器・CROS 補聴器 |
| | | 4) オープンフィッティング |
| | | 5) 補聴器の構成要素 (マイク・レシーバー・フック・ダンパー・イヤモールド・耳栓・ベント・スイッチ・ボリューム・リモコン・音道) |
| | | 6) 補聴器の機能 (ノンリニア増幅・帯域分割・指向性機能・雑音抑制・ハウリング抑制・プログラム自動選択) |
| | | b 補聴器の周波数特性の測定と調整 |
| | | 1) 補聴器特性測定装置 ($2\,cm^3$ カプラ, 密閉形擬似耳) |
| | | 2) 補聴器性能の測定 (高周波数平均値 (HFA), 90 dB 入力最大出力音圧レベル, 最大音響利得, 規準利得, 規準周波数レスポンス曲線, 音質調整器の効果, 入出力特性, 国際音声試験信号 (ISTS)) |
| | | c 補聴器のフィッティング |
| | | 1) 補聴器特性の測定 (最大出力音圧, 周波数特性, 音響利得) |
| | | 2) 裸耳利得 (オープンイヤゲイン), 実耳補聴利得 (real-ear in situ gain), 実耳挿入利得, ファンクショナルゲイン |

| 大 項 目 | 中 項 目 | 小 項 目 |
|---|---|---|
| | | 3）規定選択法，比較選択法 |
| | | 4）耳型の採取とイヤモールドの作製・調整 |
| | | d 補聴器適合検査 |
| | | 　1）語音明瞭度検査（57-S 語表，67-S 語表，雑音負荷など），語音了解閾値検査 |
| | | 　2）質問紙評価 |
| | | 　3）補聴器装用閾値測定 |
| | | 　4）環境騒音の許容度 |
| | | 　5）問診（補聴器による聴こえの特徴を含む） |
| | | e 装用指導（乳幼児，高齢者を含む） |
| | B 人工聴覚器 | a 人工聴覚器の構造・機能・手術適応 |
| | | 　1）人工内耳 |
| | | 　2）EAS（残存聴力活用型人工内耳） |
| | | 　3）人工中耳 |
| | | 　4）植込型骨導補聴器 |
| | | b 人工聴覚器の（リ）ハビリテーション |
| | | 　1）術前（リ）ハビリテーション |
| | | 　2）プログラミング手法 |
| | | 　3）装用指導 |
| | | 　4）装用効果の評価（装用閾値，語音明瞭度（雑音下の検査を含む），方向感検査，主観的評価） |
| | C 聴覚・情報保障支援システム | a 補聴援助システム |
| | | 　1）FM 補聴システム |
| | | 　2）デジタル無線システム |
| | | 　3）赤外線補聴システム |
| | | 　4）磁気誘導（ループ）システム |

| 大 項 目 | 中 項 目 | 小 項 目 |
|---|---|---|
| | | 5) その他のシステム<br>b 聴覚代替支援システム（聴覚障害者用屋内信号装置など）<br>c 情報保障・支援システム<br>　1) 手話通訳<br>　2) 要約筆記<br>　3) ノートテイク<br>　4) 字幕放送など |
| 4 視覚聴覚二重障害 | A 視覚聴覚二重障害とは | a 種類と特性<br>b 原因疾患と病態<br>c 障害程度による分類<br>d 発症時期・順序による分類 |
| | B 評価と訓練・援助 | a コミュニケーションモード（点字・触手話・指文字・接近手話など）<br>b 先天性盲ろう児・者の評価と訓練・援助<br>c 後天性盲ろう児・者の評価と訓練・援助<br>d 相談・助言・環境調整<br>e 拡大・代替コミュニケーション（AAC）<br>f 関連機関の連携とチームアプローチ<br>g ライフステージ毎の指導上の要点 |

索　　引

# 邦文索引

# 欧文索引

付　　録

# 1 言語聴覚士法 （平成九・一二・一九<br>法律 一三二）

改正　平一一法律一六〇・平一三法律八七・法律一〇五・法律一五三・平一八法律五〇・平一九法律九六・平二三法律七四・平二六法律五一・六九・平二九法律六七・令四法律六八

　　第一章　総則

（目的）

第一条　この法律は，言語聴覚士の資格を定めるとともに，その業務が適正に運用されるように規律し，もって医療の普及及び向上に寄与することを目的とする．

（定義）

第二条　この法律で「言語聴覚士」とは，厚生労働大臣の免許を受けて，言語聴覚士の名称を用いて，音声機能，言語機能又は聴覚に障害のある者についてその機能の維持向上を図るため，言語訓練その他の訓練，これに必要な検査及び助言，指導その他の援助を行うことを業とする者をいう．

　　第二章　免許

（免許）

第三条　言語聴覚士になろうとする者は，言語聴覚士国家試験（以下「試験」という．）に合格し，厚生労働大臣の免許（第三十三条第六号を除き，以下「免許」という．）を受けなければならない．

＊「免許」の申請＝規則一の三

（欠格事由）

第四条　次の各号のいずれかに該当する者には，免許を与えないことがある．

一　罰金以上の刑に処せられた者

二　前号に該当する者を除くほか，言語聴覚士の業務に関し犯罪又は不正の行為があった者

三　心身の障害により言語聴覚士の業務を適正に行うことができない者として厚生労働省令で定めるもの

四　麻薬，大麻又はあへんの中毒者

＊三号の「厚生労働省令」＝規則一

（言語聴覚士名簿）

第五条　厚生労働省に言語聴覚士名簿を備え，免許に関する事項を登録する．

＊「登録」事項＝規則二

（登録及び免許証の交付）

第六条　免許は，試験に合格した者の申請により，言語聴覚士名簿に登録することによって行う．

2　厚生労働大臣は，免許を与えたときは，言語聴覚士免許証を交付する．

＊「免許証」の書換え・再交付・返納＝規則五～七

（意見の聴取）

第七条　厚生労働大臣は，免許を申請した者について，第四条第三号に掲げる者に該当すると認め，同条の規定により免許を与えないとするときは，あらかじめ，当該申請者にその旨を通知し，その求めがあったときは，厚生労働大臣の指定する職員にその意見を聴取させなければならない．

（言語聴覚士名簿の訂正）

第八条　言語聴覚士は，言語聴覚士名簿に登録された免許に関する事項に変更があったときは，三十日以内に，当該事項の変更を厚生労働大臣に申請しなければならない．

（免許の取消し等）

第九条　言語聴覚士が第四条各号のいずれかに該当するに至ったときは，厚生労働大臣は，その免許を取り消し，又は期間を定めて言語聴覚士の名称の使用の停止を命ずることができる．

2　前項の規定により免許を取り消された者であっても，その者がその取消しの理由となった事項に該当しなくなったとき，その他その後の事情により再び免許を与えるのが適当であると認められるに至ったときは，再免許を与えることができる．この場合においては，第六条の規定を準用する．

＊罰則＝法五一1

（登録の消除）

第一〇条　厚生労働大臣は，免許がその効力を失ったときは，言語聴覚士名簿に登録されたその免許に関する事項を消除しなければならない．

＊「登録の消除」＝規則四

（免許証の再交付手数料）

**第一一条** 言語聴覚士免許証の再交付を受けようとする者は，実費を勘案して政令で定める額の手数料を国に納付しなければならない．

＊「政令」＝令一

（指定登録機関の指定）

**第一二条** 厚生労働大臣は，厚生労働省令で定めるところにより，その指定する者（以下「指定登録機関」という）に，言語聴覚士の登録の実施等に関する事務（以下「登録事務」という.）を行わせることができる．

2 指定登録機関の指定は，厚生労働省令で定めるところにより，登録事務を行おうとする者の申請により行う．

3 厚生労働大臣は，他に第一項の規定による指定を受けた者がなく，かつ，前項の申請が次の要件を満たしていると認めるときでなければ，指定登録機関の指定をしてはならない．

　一　職員，設備，登録事務の実施の方法その他の事項についての登録事務の実施に関する計画が，登録事務の適正かつ確実な実施のために適切なものであること．

　二　前号の登録事務の実施に関する計画の適正かつ確実な実施に必要な経理的及び技術的な基礎を有するものであること．

4 厚生労働大臣は，第二項の申請が次のいずれかに該当するときは，指定登録機関の指定をしてはならない．

　一　申請者が，一般社団法人又は一般財団法人以外の者であること．

　二　申請者がその行う登録事務以外の業務により登録事務を公正に実施することができないおそれがあること．

　三　申請者が，第二十三条の規定により指定を取り消され，その取消しの日から起算して二年を経過しない者であること．

　四　申請者の役員のうちに，次のいずれかに該当する者があること．

　　イ　この法律に違反して，刑に処せられ，その執行を終わり，又は執行を受けることがなくなった日から起算して二年を経過しない者

　　ロ　次条第二項の規定による命令により解任され，その解任の日から起算して二年を経過しない者

＊一項の「厚生労働省令」＝言語聴覚機関省令一〜一四「指定」＝平一三厚労令九三（言語聴覚士法第十二条第一項及び第三十六条第一項に規定する指定登録機関及び指定試験機関を指定する省令）

二項の「厚生労働省令」＝言語聴覚機関省令一

（指定登録機関の役員の選任及び解任）

**第一三条** 指定登録機関の役員の選任及び解任は，厚生労働大臣の認可を受けなければ，その効力を生じない．

2 厚生労働大臣は，指定登録機関の役員が，この法律（この法律に基づく命令又は処分を含む.）若しくは第十五条第一項に規定する登録事務規程に違反する行為をしたとき，又は登録事務に関し著しく不適当な行為をしたときは，指定登録機関に対し，当該役員の解任を命ずることができる．

（事業計画の認可等）

**第一四条** 指定登録機関は，毎事業年度，事業計画及び収支予算を作成し，当該事業年度の開始前に（第十二条第一項の規定による指定を受けた日の属する事業年度にあっては，その指定を受けた後遅滞なく），厚生労働大臣の認可を受けなければならない．これを変更しようとするときも，同様とする．

2 指定登録機関は，毎事業年度の経過後三月以内に，その事業年度の事業報告書及び収支決算書を作成し，厚生労働大臣に提出しなければならない．

（登録事務規程）

**第一五条** 指定登録機関は，登録事務の開始前に，登録事務の実施に関する規程（以下「登録事務規程」という.）を定め，厚生労働大臣の認可を受けなければならない．これを変更しようとするときも，同様とする．

2 登録事務規程で定めるべき事項は，厚生労働省令で定める．

3 厚生労働大臣は，第一項の認可をした登録事務規程が登録事務の適正かつ確実な実施上不適当となったと認めるときは，指定登録機関に対し，これを変更すべきことを命ずることができる．

＊二項の「厚生労働省令」＝言語聴覚機関省令六

（規定の適用等）

**第一六条** 指定登録機関が登録事務を行う場合における第五条，第六条第二項（第九条第二項において準用する場合を含む.），第八条，第十条及び第十一条の規定の適用については，第五条中「厚生労働省」とあるのは「指定登録機関」と，第六条第二項中「厚生労働大臣」とあるのは「指定登録機関」と，「免許を与えたときは，言語聴覚士免許証」とあるのは「前項の規定による登録を

したときは，当該登録に係る者に言語聴覚士免許証明書」と，第八条及び第十条中「厚生労働大臣」とあるのは「指定登録機関」と，第十一条中「言語聴覚士免許証」とあるのは「言語聴覚士免許証明書」と，「国」とあるのは「指定登録機関」とする．

2　指定登録機関が登録事務を行う場合において，言語聴覚士名簿に免許に関する事項の登録を受けようとする者又は言語聴覚士免許証明書の書換え交付を受けようとする者は，実費を勘案して政令で定める額の手数料を指定登録機関に納付しなければならない．

3　第一項の規定により読み替えて適用する第十一条及び前項の規定により指定登録機関に納められた手数料は，指定登録機関の収入とする．

＊二項の「政令」＝令二

（秘密保持義務等）

**第一七条**　指定登録機関の役員若しくは職員又はこれらの職にあった者は，登録事務に関して知り得た秘密を漏らしてはならない．

2　登録事務に従事する指定登録機関の役員又は職員は，刑法（明治四十年法律第四十五号）その他の罰則の適用については，法令により公務に従事する職員とみなす．

＊罰則＝法四七

（帳簿の備付け等）

**第一八条**　指定登録機関は，厚生労働省令で定めるところにより，帳簿を備え付け，これに登録事務に関する事項で厚生労働省令で定めるものを記載し，及びこれを保存しなければならない．

＊「厚生労働省令」＝言語聴覚機関省令七

　罰則＝法五二1

（監督命令）

**第一九条**　厚生労働大臣は，この法律を施行するため必要があると認めるときは，指定登録機関に対し，登録事務に関し監督上必要な命令をすることができる．

（報告）

**第二〇条**　厚生労働大臣は，この法律を施行するため必要があると認めるときは，その必要な限度で，厚生労働省令で定めるところにより，指定登録機関に対し，報告をさせることができる．

＊「厚生労働省令」＝言語聴覚機関省令八・九

　罰則＝法五二2

（立入検査）

**第二一条**　厚生労働大臣は，この法律を施行するため必要があると認めるときは，その必要な限度で，その職員に，指定登録機関の事務所に立ち入り，指定登録機関の帳簿，書類その他必要な物件を検査させ，又は関係者に質問させることができる．

2　前項の規定により立入検査を行う職員は，その身分を示す証明書を携帯し，かつ，関係者の請求があるときは，これを提示しなければならない．

3　第一項に規定する権限は，犯罪捜査のために認められたものと解釈してはならない．

＊罰則＝法五二3

（登録事務の休廃止）

**第二二条**　指定登録機関は，厚生労働大臣の許可を受けなければ，登録事務の全部又は一部を休止し，又は廃止してはならない．

＊罰則＝法五二4

（指定の取消し等）

**第二三条**　厚生労働大臣は，指定登録機関が第十二条第四項各号（第三号を除く．）のいずれかに該当するに至ったときは，その指定を取り消さなければならない．

2　厚生労働大臣は，指定登録機関が次の各号のいずれかに該当するに至ったときは，その指定を取り消し，又は期間を定めて登録事務の全部若しくは一部の停止を命ずることができる．

　一　第十二条第三項各号の要件を満たさなくなったと認められるとき．

　二　第十三条第二項，第十五条第三項又は第十九条の規定による命令に違反したとき．

　三　第十四条又は前条の規定に違反したとき．

　四　第十五条第一項の認可を受けた登録事務規程によらないで登録事務を行ったとき．

　五　次条第一項の条件に違反したとき．

＊罰則＝法四八

（指定等の条件）

**第二四条**　第十二条第一項，第十三条第一項，第十四条第一項，第十五条第一項又は第二十二条の規定による指定，認可又は許可には，条件を付し，及びこれを変更することができる．

2　前項の条件は，当該指定，認可又は許可に係る事項の確実な実施を図るため必要な最小限度のものに限り，かつ，当該指定，認可又は許可を受ける者に不当な義務を

課することとなるものであってはならない.

（指定登録機関がした処分等に係る審査請求）

**第二五条** 指定登録機関が行う登録事務に係る処分又はその不作為について不服がある者は，厚生労働大臣に対し，審査請求をすることができる. この場合において，厚生労働大臣は，行政不服審査法（平成二十六年法律第六十八号）第二十五条第二項及び第三項，第四十六条第一項及び第二項，第四十七条並びに第四十九条第三項の規定の適用については，指定登録機関の上級行政庁とみなす.

（厚生労働大臣による登録事務の実施等）

**第二六条** 厚生労働大臣は，指定登録機関の指定をしたときは，登録事務を行わないものとする.

2 厚生労働大臣は，指定登録機関が第二十二条の規定による許可を受けて登録事務の全部若しくは一部を休止したとき，第二十三条第二項の規定により指定登録機関に対し登録事務の全部若しくは一部の停止を命じたとき，又は指定登録機関が天災その他の事由により登録事務の全部若しくは一部を実施することが困難となった場合において必要があると認めるときは，登録事務の全部又は一部を自ら行うものとする.

（公示）

**第二七条** 厚生労働大臣は，次の場合には，その旨を官報に公示しなければならない.

一 第十二条第一項の規定による指定をしたとき.

二 第二十二条の規定による認可をしたとき.

三 第二十三条の規定により指定を取り消し，又は登録事務の全部若しくは一部の停止を命じたとき.

四 前条第二項の規定により登録事務の全部若しくは一部を自ら行うこととするとき，又は自ら行っていた登録事務の全部若しくは一部を行わないこととするとき.

（厚生労働省令への委任）

**第二八条** この章に規定するもののほか，免許の申請，言語聴覚士名簿の登録，訂正及び消除，言語聴覚士免許証又は言語聴覚士免許証明書の交付，書換え交付及び再交付，第二十六条第二項の規定により厚生労働大臣が登録事務の全部又は一部を行う場合における登録事務の引継ぎその他免許及び指定登録機関に関し必要な事項は，厚生労働省令で定める.

＊「厚生労働省令」＝規則一〜九，言語聴覚機関省令一〜一四

**第三章　試験**

（試験）

**第二九条** 試験は，言語聴覚士として必要な知識及び技能について行う.

＊「試験」科目＝規則一〇

（試験の実施）

**第三〇条** 試験は，毎年一回以上，厚生労働大臣が行う.

＊「試験」施行期日等の公告＝規則一一　受験の手続＝規則一二

（言語聴覚士試験委員）

**第三一条** 試験の問題の作成及び採点を行わせるため，厚生労働省に言語聴覚士試験委員（次項及び次条において「試験委員」という.）を置く.

2 試験委員に関し必要な事項は，政令で定める.

＊二項の「政令」＝令三

（不正行為の禁止）

**第三二条** 試験委員は，試験の問題の作成及び採点について，厳正を保持し不正の行為のないようにしなければならない.

＊罰則＝法四九

（受験資格）

**第三三条** 試験は，次の各号のいずれかに該当する者でなければ，受けることができない.

一 学校教育法（昭和二十二年法律第二十六号）第九十条第一項の規定により大学に入学することができる者（この号の規定により文部科学大臣の指定した学校が大学である場合において，当該大学が同条第二項の規定により当該大学に入学させた者を含む.）その他その者に準ずるものとして厚生労働省令で定める者で，文部科学大臣が指定した学校又は都道府県知事が指定した言語聴覚士養成所において，三年以上言語聴覚士として必要な知識及び技能を修得したもの

二 学校教育法に基づく大学若しくは高等専門学校，旧大学令（大正七年勅令第三百八十八号）に基づく大学又は厚生労働省令で定める学校，文教研修施設若しくは養成所において二年（高等専門学校にあっては，五年）以上修業し，かつ，厚生労働大臣の指定する科目を修めた者で，文部科学大臣が指定した学校又は都道府県知事が指定した言語聴覚士養成所において，一年以上言語聴覚士として必要な知識及び技能を修得したもの

三　学校教育法に基づく大学若しくは高等専門学校，旧大学令に基づく大学又は厚生労働省令で定める学校，文教研修施設若しくは養成所において一年（高等専門学校にあっては，四年）以上修業し，かつ，厚生労働大臣の指定する科目を修めた者で，文部科学大臣が指定した学校又は都道府県知事が指定した言語聴覚士養成所において，二年以上言語聴覚士として必要な知識及び技能を修得したもの

四　学校教育法に基づく大学（短期大学を除く．）又は旧大学令に基づく大学において厚生労働大臣の指定する科目を修めて卒業した者その他その者に準ずるものとして厚生労働省令で定める者

五　学校教育法に基づく大学（短期大学を除く．）又は旧大学令に基づく大学を卒業した者その他その者に準ずるものとして厚生労働省令で定める者で，文部科学大臣が指定した学校又は都道府県知事が指定した言語聴覚士養成所において，二年以上言語聴覚士として必要な知識及び技能を修得したもの

六　外国の第二条に規定する業務に関する学校若しくは養成所を卒業し，又は外国で言語聴覚士に係る厚生労働大臣の免許に相当する免許を受けた者で，厚生労働大臣が前各号に掲げる者と同等以上の知識及び技能を有すると認定したもの

＊一号の「厚生労働省令」＝規則一三　二号の「厚生労働省令」＝規則一四　「厚生労働大臣の指定する科目」＝平一〇厚告二二五（言語聴覚士法第三十三条第二号の規定に基づき厚生労働大臣の指定する科目）　三号の「厚生労働省令」＝規則一五　「厚生労働大臣の指定する科目」＝平一〇厚告二二六（言語聴覚士法第三十三条第三号の規定に基づき厚生労働大臣の指定する科目）　四号の「厚生労働大臣の指定する科目」＝平一〇厚告二二七（言語聴覚士法第三十三条第四号の規定に基づき厚生労働大臣の指定する科目）「厚生労働省令」＝規則一六　五号の「厚生労働省令」＝規則一七

（試験の無効等）

第三四条　厚生労働大臣は，試験に関して不正の行為があった場合には，その不正行為に関係のある者に対しては，その受験を停止させ，又はその試験を無効とすることができる．

2　厚生労働大臣は，前項の規定による処分を受けた者に対し，期間を定めて試験を受けることができないものとすることができる．

（受験手数料）

第三五条　試験を受けようとする者は，実費を勘案して政令で定める額の受験手数料を国に納付しなければならない．

2　前項の受験手数料は，これを納付した者が試験を受けない場合においても，返還しない．

＊一項の「政令」＝令四

（指定試験機関の指定）

第三六条　厚生労働大臣は，厚生労働省令で定めるところにより，その指定する者（以下「指定試験機関」という．）に，試験の実施に関する事務（以下「試験事務」という．）を行わせることができる．

2　指定試験機関の指定は，厚生労働省令で定めるところにより，試験事務を行おうとする者の申請により行う．

＊一項の「厚生労働省令」＝言語聴覚機関省令一五〜二一「指定」＝平一三厚労令九三（言語聴覚士法第十二条第一項及び第三十六条第一項に規定する指定登録機関及び指定試験機関を指定する省令）　二項の「厚生労働省令」＝言語聴覚機関省令一・二一

（指定試験機関の言語聴覚士試験委員）

第三七条　指定試験機関は，試験の問題の作成及び採点を言語聴覚士試験委員（次項及び第三項並びに次条並びに第四十条において読み替えて準用する第十三条第二項及び第十七条において「試験委員」という．）に行わせなければならない．

2　指定試験機関は，試験委員を選任しようとするときは，厚生労働省令で定める要件を備える者のうちから選任しなければならない．

3　指定試験機関は，試験委員を選任したときは，厚生労働省令で定めるところにより，厚生労働大臣にその旨を届け出なければならない．試験委員に変更があったときも，同様とする．

＊二項の「厚生労働省令」＝言語聴覚機関省令一六
三項の「厚生労働省令」＝言語聴覚機関省令一七

第三八条　試験委員は，試験の問題の作成及び採点について，厳正を保持し不正の行為のないようにしなければならない．

＊罰則＝法四九

（受験の停止等）

第三九条　指定試験機関が試験事務を行う場合において，指定試験機関は，試験に関して不正の行為があったときは，その不正行為に関係のある者に対しては，その受験を停止させることができる．

2 前項に定めるもののほか，指定試験機関が試験事務を行う場合における第三十四条及び第三十五条第一項の規定の適用については，第三十四条第一項中「その受験を停止させ，又はその試験」とあるのは「その試験」と，同条第二項中「前項」とあるのは「前項又は第三十九条第一項」と，第三十五条第一項中「国」とあるのは「指定試験機関」とする．

3 前項の規定により読み替えて適用する第三十五条第一項の規定により指定試験機関に納められた受験手数料は，指定試験機関の収入とする．

（準用）

**第四〇条** 第十二条第三項及び第四項，第十三条から第十五条まで並びに第十七条から第二十七条までの規定は，指定試験機関について準用する．この場合において，これらの規定中「登録事務」とあるのは「試験事務」と，「登録事務規程」とあるのは「試験事務規程」と，第十二条第三項中「第一項」とあるのは「第三十六条第一項」と，「前項」とあるのは「同条第二項」と，同条第四項中「第二項の申請」とあるのは「第三十六条第二項の申請」と，第十三条第二項中「役員」とあるのは「役員（試験委員を含む.）」と，第十四条第一項中「第十二条第一項」とあるのは「第三十六条第一項」と，第十七条中「役員」とあるのは「役員（試験委員を含む.）」と，第二十三条第二項第三号中「又は前条」とあるのは「，前条又は第三十七条」と，第二十四条第一項及び第二十七条第一号中「第十二条第一項」とあるのは「第三十六条第一項」と読み替えるものとする．

＊罰則＝法四七・四八・五二

（試験の細目等）

**第四一条** この章に規定するもののほか，試験科目，受験手続，試験事務の引継ぎその他試験及び指定試験機関に関し必要な事項は厚生労働省令で，第三十三条第一号から第三号まで及び第五号の規定による学校又は言語聴覚士養成所の指定に関し必要な事項は，文部科学省令，厚生労働省令で定める．

＊「厚生労働省令」＝規則一〇～二一，言語聴覚機関省令一五～二一
「文部科学省令，厚生労働省令」＝平一〇文厚令二（言語聴覚士学校養成所指定規則）

## 第四章 業務等

（業務）

**第四二条** 言語聴覚士は，保健師助産師看護師法（昭和二十三年法律第二百三号）第三十一条第一項及び第三十二条の規定にかかわらず，診療の補助として，医師又は歯科医師の指示の下に，嚥下訓練，人工内耳の調整その他厚生労働省令で定める行為を行うことを業とすることができる．

2 前項の規定は，第九条第一項の規定により言語聴覚士の名称の使用の停止を命ぜられている者については，適用しない．

＊一項の「厚生労働省令」＝規則二二

（連携等）

**第四三条** 言語聴覚士は，その業務を行うに当たっては，医師，歯科医師その他の医療関係者との緊密な連携を図り，適正な医療の確保に努めなければならない．

2 言語聴覚士は，その業務を行うに当たって，音声機能，言語機能又は聴覚に障害のある者に主治の医師又は歯科医師があるときは，その指導を受けなければならない．

3 言語聴覚士は，その業務を行うに当たっては，音声機能，言語機能又は聴覚に障害のある者の福祉に関する業務を行う者その他の関係者との連携を保たなければならない．

（秘密を守る義務）

**第四四条** 言語聴覚士は，正当な理由がなく，その業務上知り得た人の秘密を漏らしてはならない．言語聴覚士でなくなった後においても，同様とする．

＊罰則＝法五〇

（名称の使用制限）

**第四五条** 言語聴覚士でない者は，言語聴覚士又はこれに紛らわしい名称を使用してはならない．

＊罰則＝法五一2

（権限の委任）

**第四五条の二** この法律に規定する厚生労働大臣の権限は，厚生労働省令で定めるところにより，地方厚生局長に委任することができる．

2 前項の規定により地方厚生局長に委任された権限は，厚生労働省令で定めるところにより，地方厚生支局長に委任することができる．

（経過措置）

**第四六条** この法律の規定に基づき命令を制定し，又は改廃する場合においては，その命令で，その制定又は改廃に伴い合理的に必要と判断される範囲内において，所

要の経過措置（罰則に関する経過措置を含む．）を定めることができる．

### 第五章 罰則

**第四七条** 第十七条第一項（第四十条において準用する場合を含む．）の規定に違反して，登録事務又は試験事務に関して知り得た秘密を漏らした者は，一年以下の拘禁刑又は五十万円以下の罰金に処する．

**第四八条** 第二十三条第二項（第四十条において準用する場合を含む．）の規定による登録事務又は試験事務の停止の命令に違反したときは，その違反行為をした指定登録機関又は指定試験機関の役員又は職員は，一年以下の拘禁刑又は五十万円以下の罰金に処する．

**第四九条** 第三十二条又は第三十八条の規定に違反して，不正の採点をした者は，一年以下の拘禁刑又は五十万円以下の罰金に処する．

**第五〇条** 第四十四条の規定に違反して，業務上知り得た人の秘密を漏らした者は，五十万円以下の罰金に処する．

2 前項の罪は，告訴がなければ公訴を提起することができない．

**第五一条** 次の各号のいずれかに該当する者は，三十万円以下の罰金に処する．

一 第九条第一項の規定により言語聴覚士の名称の使用の停止を命ぜられた者で，当該停止を命ぜられた期間中に，言語聴覚士の名称を使用したもの

二 第四十五条の規定に違反して，言語聴覚士又はこれに紛らわしい名称を使用した者

**第五二条** 次の各号のいずれかに該当するときは，その違反行為をした指定登録機関又は指定試験機関の役員又は職員は，三十万円以下の罰金に処する．

一 第十八条（第四十条において準用する場合を含む．）の規定に違反して，帳簿を備え付けず，帳簿に記載せず，若しくは帳簿に虚偽の記載をし，又は帳簿を保存しなかったとき．

二 第二十条（第四十条において準用する場合を含む．）の規定による報告をせず，又は虚偽の報告をしたとき．

三 第二十一条第一項（第四十条において準用する場合を含む．以下この号において同じ．）の規定による立入り若しくは検査を拒み，妨げ，若しくは忌避し，又は同項の規定による質問に対して陳述をせず，若しく

は虚偽の陳述をしたとき．

四 第二十二条（第四十条において準用する場合を含む．）の許可を受けないで登録事務又は試験事務の全部を廃止したとき．

### 附 則 （抄）

（施行期日）

**第一条** この法律は，公布の日から起算して一年を超えない範囲内において政令で定める日〔平一〇・九・一〕から施行する．

（受験資格の特例）

**第二条** 言語聴覚士として必要な知識及び技能を修得させる学校又は養成所であって，文部大臣又は厚生大臣が指定したものにおいて，この法律の施行の際現に言語聴覚士として必要な知識及び技能の修得を終えている者又はこの法律の施行の際現に言語聴覚士として必要な知識及び技能を修得中であり，その修得をこの法律の施行後に終えた者は，第三十三条の規定にかかわらず，試験を受けることができる．

＊受験手続の特例＝規則附則Ⅱ

**第三条** この法律の施行の際現に病院，診療所その他厚生省令で定める施設において適法に第二条に規定する業務を業として行っている者その他その者に準ずるものとして厚生労働省令で定める者であって，次の各号のいずれにも該当するに至ったものは，平成十五年三月三十一日までは，第三十三条の規定にかかわらず，試験を受けることができる．

一 厚生労働大臣が指定した講習会の課程を修了した者

二 病院，診療所その他厚生労働省令で定める施設において，適法に第二条に規定する業務を五年以上業として行った者

＊本文の「厚生省令で定める施設」＝規則附則Ⅳ 「厚生労働省令で定める者」＝規則附則Ⅴ

受験手続の特例＝規則附則Ⅲ 「厚生労働大臣が指定した講習会」＝平一三厚労令一九六（言語聴覚士法附則第三条第一号に規定する指定講習会を指定する省令）

（名称の使用制限に関する経過措置）

**第四条** この法律の施行の際現に言語聴覚士又はこれに紛らわしい名称を使用している者については，第四十五条の規定は，この法律の施行後六月間は，適用しない．

（検討）

**第五条** 政府は，この法律の施行後五年を経過した場合

において，この法律の規定の施行の状況について検討を加え，その結果に基づいて必要な措置を講ずるものとする．

2 政府は，他の資格制度における障害者に係る欠格事由についての検討の状況を踏まえ，適正な医療を確保しつつ障害者の自立及び社会経済活動への参加を促進するという観点から，言語聴覚士の資格に係る欠格事由の在り方について検討を加え，その結果に基づいて必要な措置を講ずるものとする．

登録免許税法（昭和四二・六・一二 法律三五）（抄）
　　改正　令四法律七四
第二条　登録免許税は，別表第一に掲げる登記，登録，特許，免許，許可，認可，認定，指定及び技能証明（以下「登記等」という．）について課する．

別表第一　課税範囲，課税標準及び税率の表（第二条，第五条，第九条，第十条，第十三条，第十五条—第十七条，第十七条の三—第十九条，第二十三条，第二十四条，第三十四条，第三十四条の五関係）

| 登記，登録，特許，免許，許可，認可，認定，指定又は技能証明の事項 | 課税標準 | 税率 |
| --- | --- | --- |
| 三十二　人の資格の登録若しくは認定又は技能証明 | | |
| （十二）　言語聴覚士法（平成九年法律第百三十二号）による言語聴覚士名簿にする登録 | 登録件数 | 一件につき九千円 |
| イ　言語聴覚士法第六条第一項（登録）の言語聴覚士の登録 | | |
| ロ　登録事項の変更の登録 | 登録件数 | 一件につき千円 |

# 2 | 言語聴覚士法施行令
（平成一〇・八・二八　政令二九九）

　　改正　平一二政令三〇九・平一六政令四六・平成二三政令二四八

　内閣は，言語聴覚士法（平成九年法律第百三十二号）第十一条，第十六条第二項，第三十一条第二項及び第三十五条第一項の規定に基づき，この政令を制定する．
（免許証の再交付手数料）
第一条　言語聴覚士法（以下「法」という．）第十一条の政令で定める手数料の額は，四千八百円とする．

（免許に関する事項の登録等の手数料）
第二条　法第十六条第二項の政令で定める手数料の額は，次の各号に掲げる者の区分に応じ，それぞれ当該各号に定める額とする．
　一　言語聴覚士名簿に免許に関する事項の登録を受けようとする者　　　　　　　　　　　　　　八千円
　二　言語聴覚士免許証明書の書換え交付を受けようとする者　　　　　　　　　　　　　　　四千六百円
（言語聴覚士試験委員）
第三条　法第三十一条第一項の言語聴覚士試験委員（以下「委員」という．）は，言語聴覚士国家試験を行うについて必要な学識経験のある者のうちから，厚生労働大臣が任命する．
2　委員の数は，五十人以内とする．
3　委員の任期は，二年とする．ただし，補欠の委員の任期は，前任者の残任期間とする．
4　委員は，非常勤とする．
（受験手数料）
第四条　法第三十五条第一項の政令で定める受験手数料の額は，三万四千円とする．
　　附　則　（抄）
（施行期日）
1　この政令は，法の施行の日（平成十年九月一日）から施行する．
　　附　則　（平二三・八・三政令二四八）
　この政令は，公布の日から施行する．

# 3 | 言語聴覚士法施行規則
（平成一〇・八・二八　厚令七四）

　　改正　平一一厚令一五・二六・九一・平一二厚令五五・一二七・平一三厚労令一六三・平一四厚労令一四・平一六厚労令六九・平一八厚労令七五・平一九厚労令二・一五二・平二二厚労令五七・平二四厚労令九七・平二七厚労令一五六・平三〇厚労令一一一・一三一・令元厚労令一・令二厚労令二〇八・令四厚労令一〇七・令四厚労令一一八

目次

## 第一章　免許

（法第四条第三号の厚生労働省令で定める者）

**第一条**　言語聴覚士法（平成九年法律第百三十二号．以下「法」という．）第四条第三号の厚生労働省令で定める者は，視覚，聴覚，音声機能若しくは言語機能又は精神の機能の障害により言語聴覚士の業務を適正に行うに当たって必要な認知，判断及び意思疎通を適切に行うことができない者とする．

（障害を補う手段等の考慮）

**第一条の二**　厚生労働大臣は，言語聴覚士の免許（第十二条第二項第三号を除き，以下「免許」という．）の申請を行った者が前条に規定する者に該当すると認める場合において，当該者に免許を与えるかどうかを決定するときは，当該者が現に利用している障害を補う手段又は当該者が現に受けている治療等により障害が補われ，又は障害の程度が軽減している状況を考慮しなければならない．

（免許の申請）

**第一条の三**　免許を受けようとする者は，様式第一号による申請書を厚生労働大臣に提出しなければならない（図1）．

2　前項の申請書には，次に掲げる書類を添えなければならない．

一　言語聴覚士国家試験（以下「試験」という．）の合格証書の写し又は合格証明書

二　戸籍の謄本若しくは抄本又は住民票の写し（住民基本台帳法（昭和四十二年法律第八十一号）第七条第五号に掲げる事項（出入国管理及び難民認定法（昭和二十六年政令第三百十九号）第十九条の三に規定する中長期在留者（以下「中長期在留者」という．）及び日本国との平和条約に基づき日本の国籍を離脱した者等の出入国管理に関する特例法（平成三年法律第七十一号）に定める特別永住者（以下「特別永住者」という．）については，住民基本台帳法第三十条の四十五に規定する国籍等）を記載したものに限る．第六条第二項において同じ．）（出入国管理及び難民認定法第十九条の三各号に掲げる者については，旅券その他の身分を証する書類の写し．第六条第二項において同じ．）

三　視覚，聴覚，音声機能若しくは言語機能若しくは精神の機能の障害又は麻薬，大麻若しくはあへんの中毒者であるかないかに関する医師の診断書

3　第一項の申請書に合格した試験の施行年月，受験地及

び受験番号を記載した場合には，前項第一号の書類の添付を省略することができる．

（名簿の登録事項）

**第二条**　言語聴覚士名簿（以下「名簿」という．）には，次に掲げる事項を登録する．

一　登録番号及び登録年月日

二　本籍地都道府県名（日本の国籍を有しない者については，その国籍），氏名，生年月日及び性別

三　試験合格の年月

四　免許の取消し又は名称の使用の停止の処分に関する事項

五　再免許の場合には，その旨

六　言語聴覚士免許証（以下「免許証」という．）若しくは言語聴覚士免許証明書（以下「免許証明書」という．）を書換え交付し，又は再交付した場合には，その旨並びにその理由及び年月日

七　登録の消除をした場合には，その旨並びにその理由及び年月日

（名簿の訂正）

**第三条**　言語聴覚士は，前条第二号の登録事項に変更を生じたときは，三十日以内に，名簿の訂正を申請しなければならない．

2　前項の申請をするには，様式第二号による申請書に戸籍の謄本又は抄本（中長期在留者及び特別永住者については住民票の写し（住民基本台帳法第三十条の四十五に規定する国籍等を記載したものに限る．第五条第二項において同じ．）及び前項の申請の事由を証する書類とし，出入国管理及び難民認定法第十九条の三各号に掲げる者については旅券その他の身分を証する書類の写し及び前項の申請の事由を証する書類とする．）を添え，これを厚生労働大臣に提出しなければならない（図2）．

（登録の消除）

**第四条**　名簿の登録の消除を申請するには，様式第三号による申請書を厚生労働大臣に提出しなければならない（図3）．

2　言語聴覚士が死亡し，又は失踪の宣告を受けたときは，戸籍法（昭和二十二年法律第二百二十四号）による死亡又は失踪の届出義務者は，三十日以内に，名簿の登録の消除を申請しなければならない．

3　前項の規定による名簿の登録の消除を申請するには，申請書に，当該言語聴覚士が死亡し，又は失踪の宣告を

受けたことを証する書類を添えなければならない.

（免許証の書換え交付申請）

**第五条** 言語聴覚士は，免許証又は免許証明書の記載事項に変更を生じたときは，免許証の書換え交付を申請することができる.

2 前項の申請をするには，様式第二号による申請書に免許証又は免許証明書及び戸籍の謄本又は抄本（中長期在留者及び特別永住者については住民票の写し及び同項の申請の事由を証する書類とし，出入国管理及び難民認定法第十九条の三各号に掲げる者については旅券その他の身分を証する書類の写し及び同項の申請の事由を証する書類とする.）を添え，これを厚生労働大臣に提出しなければならない（図2）.

（免許証の再交付申請）

**第六条** 言語聴覚士は，免許証又は免許証明書を破り，汚し，又は失ったときは，免許証の再交付を申請することができる.

2 前項の申請をするには，様式第四号による申請書に戸籍の謄本若しくは抄本又は住民票の写しを添えて厚生労働大臣に提出しなければならない（図4）.

3 免許証又は免許証明書を破り，又は汚した言語聴覚士が第一項の申請をする場合には，申請書にその免許証又は免許証明書を添えなければならない.

4 言語聴覚士は，免許証の再交付を受けた後，失った免許証又は免許証明書を発見したときは，五日以内に，これを厚生労働大臣に返納しなければならない.

（免許証又は免許証明書の返納）

**第七条** 言語聴覚士は，名簿の登録の消除を申請するときは，免許証又は免許証明書を厚生労働大臣に返納しなければならない. 第四条第二項の規定により名簿の登録の消除を申請する者についても，同様とする.

2 言語聴覚士は，免許を取り消されたときは，五日以内に，免許証又は免許証明書を厚生労働大臣に返納しなければならない.

（登録免許税及び手数料の納付）

**第八条** 第一条の三第一項又は第三条第二項の申請書には，登録免許税の領収証書又は登録免許税の額に相当する収入印紙をはらなければならない.

2 第六条第二項の申請書には，手数料の額に相当する収入印紙をはらなければならない.

（規定の適用等）

**第九条** 第十二条第一項に規定する指定登録機関（以下「指定登録機関」という.）が言語聴覚士の登録の実施等に関する事務を行う場合における第一条の三第一項，第三条第二項，第四条第一項，第五条，第六条第一項，第二項及び第四項並びに第七条の規定の適用については，これらの規定（第五条第一項及び第六条第一項を除く.）中「厚生労働大臣」とあるのは「指定登録機関」と，第五条第一項中「免許証の書換え交付」とあるのは「免許証明書の書換え交付」と，第六条第一項及び第四項中「免許証の再交付」とあるのは「免許証明書の再交付」とする.

2 前項に規定する場合においては，第八条第二項の規定は適用しない.

**第二章 試験**

（試験科目）

**第一〇条** 試験の科目は，次のとおりとする.

一 基礎医学

二 臨床医学

三 臨床歯科医学

四 音声・言語・聴覚医学

五 心理学

六 音声・言語学

七 社会福祉・教育

八 言語聴覚障害学総論

九 失語・高次脳機能障害学

十 言語発達障害学

十一 発声発語・嚥下障害学

十二 聴覚障害学

（試験施行期日等の公告）

**第一一条** 試験を施行する期日及び場所並びに受験願書の提出期限は，あらかじめ，官報で公告する.

（受験資格の認定申請）

**第一一条の二** 法第三十三条第六号の規定による厚生労働大臣の認定を受けようとする者は，申請書に，外国の法第二条に規定する業務に関する学校若しくは養成所を卒業し，又は外国で言語聴覚士に係る厚生労働大臣の免許に相当する免許を受けた者であることを証する書面その他の必要な書類を添えて厚生労働大臣に提出しなければならない.

（受験の手続）

**第一二条** 試験を受けようとする者は，様式第五号によ

る受験願書を厚生労働大臣に提出しなければならない（図5）．

2　前項の受験願書には，次に掲げる書類を添えなければならない．

一　法第三十三条第一号から第三号まで及び第五号に該当する者であるときは，修業証明書又は卒業証明書

二　法第三十三条第四号に該当する者であるときは，卒業証明書及び同号に規定する厚生労働大臣が指定する科目を修めた旨を証する書類

三　法第三十三条第六号に該当する者であるときは，同号に規定する厚生労働大臣の認定を受けた者であることを証する書面

四　写真（出願前六月以内に脱帽して正面から撮影した縦六センチメートル横四センチメートルのもので，その裏面には撮影年月日及び氏名を記載すること．）

（法第三十三条第一号の厚生労働省令で定める者）

**第一三条**　法第三十三条第一号の厚生労働省令で定める者は，次のとおりとする．

一　旧中等学校令（昭和十八年勅令第三十六号）による中等学校を卒業した者

二　旧国民学校令（昭和十六年勅令第百四十八号）による国民学校初等科修了を入学資格とする修業年限四年の旧中等学校令による高等女学校卒業を入学資格とする同令による高等女学校の高等科又は専攻科の第一学年を修了した者

三　国民学校初等科修了を入学資格とする修業年限四年の旧中等学校令による実業学校卒業を入学資格とする同令による実業学校専攻科の第一学年を修了した者

四　旧師範教育令（昭和十八年勅令第百九号）による師範学校予科の第三学年を修了した者

五　旧師範教育令による附属中学校又は附属高等女学校を卒業した者

六　旧師範教育令（明治二十年勅令第三百四十六号）による師範学校本科第一部の第三学年を修了した者

七　内地以外の地域における学校の生徒，児童，卒業者等の他の学校へ入学及び転学に関する規程（昭和十八年文部省令第六十三号）第二条若しくは第五条の規定により中等学校を卒業した者又は前各号に掲げる者と同一の取扱いを受ける者

八　旧青年学校令（昭和十年勅令第四十一号）（昭和十四年勅令第二百五十四号）による青年学校本科（修業

年限二年のものを除く．）を卒業した者

九　旧専門学校令（明治三十六年勅令第六十一号）に基づく旧専門学校入学者検定規程（大正十三年文部省令第二十二号）による試験検定に合格した者又は同規程により文部大臣において専門学校入学に関し中学校若しくは高等女学校卒業者と同等以上の学力を有するものと指定した者

十　旧実業学校卒業程度検定規程（大正十四年文部省令第三十号）による検定に合格した者

十一　旧高等試験令（昭和四年勅令第十五号）第七条の規定により文部大臣が中学校卒業程度において行う試験に合格した者

十二　教育職員免許法施行法（昭和二十四年法律第百四十八号）第一条第一項の表の第二号，第三号，第六号若しくは第九号の上欄に掲げる教員免許状を有する者又は同法第二条第一項の表の第九号，第十八号から第二十号の四まで，第二十一号若しくは第二十三号の上欄に掲げる資格を有する者

十三　前各号に掲げる者のほか，厚生労働大臣が大学に入学できる者に準ずる者として認めた者

（法第三十三条第二号の厚生労働省令で定める学校，文教研修施設又は養成所）

**第一四条**　法第三十三条第二号の厚生労働省令で定める学校，文教研修施設又は養成所は，次のとおりとする．

一　保健師助産師看護師法（昭和二十三年法律第二百三号）第二十一条第一号，第二号又は第三号の規定により指定されている大学，学校又は看護師養成所

二　歯科衛生士法（昭和二十三年法律第二百四号）第十二条第一号又は第二号の規定により指定されている歯科衛生士学校又は歯科衛生士養成所

三　診療放射線技師法（昭和二十六年法律第二百二十六号）第二十条第一号の規定により指定されている学校又は診療放射線技師養成所

四　臨床検査技師等に関する法律（昭和三十三年法律第七十六号）第十五条第一号の規定により指定されている学校又は臨床検査技師養成所

五　理学療法士及び作業療法士法（昭和四十年法律第百三十七号）第十一条第一号若しくは第二号の規定により指定されている学校若しくは理学療法士養成施設又は同法第十二条第一号若しくは第二号の規定により指定されている学校若しくは作業療法士養成施設

六　視能訓練士法（昭和四十六年法律第六十四号）第十四条第一号の規定により指定されている学校又は視能訓練士養成所

七　臨床工学技士法（昭和六十二年法律第六十号）第十四条第一号又は第三号の規定により指定されている学校又は臨床工学技士養成所

八　義肢装具士法（昭和六十二年法律第六十一号）第十四条第一号又は第二号の規定により指定されている学校又は義肢装具士養成所

九　救急救命士法（平成三年法律第三十六号）第三十四条第一号の規定により指定されている学校又は救急救命士養成所

十　防衛省設置法（昭和二十九年法律第百六十四号）第十四条に規定する防衛医科大学校

十一　職業能力開発促進法（昭和四十四年法律第六十四号）第十五条の七第一項第一号に規定する職業能力開発校（職業能力開発促進法の一部を改正する法律（平成四年法律第六十七号）による改正前の職業能力開発促進法（以下「旧職業能力開発促進法」という.）第十五条第二項第一号に規定する職業訓練校を含む.），同項第二号に規定する職業能力開発短期大学校（旧職業能力開発促進法第十五条第二項第二号に規定する職業訓練短期大学校を含む.），同項第三号に規定する職業能力開発大学校又は第二十七条第一項に規定する職業能力開発総合大学校（職業能力開発促進法及び雇用促進事業団法の一部を改正する法律（平成九年法律第四十五号）による改正前の職業能力開発促進法（以下「九年改正前の職業能力開発促進法」という.）第二十七条第一項に規定する職業能力開発大学校及び旧職業能力開発促進法第二十七条第一項に規定する職業訓練大学校を含む.）（学校教育法（昭和二十二年法律第二十六号）に基づく高等学校若しくは中等教育学校を卒業した者又はこれと同等以上の学力を有すると認められる者を対象とする訓練規程であって，訓練期間が二年以上のものに限る.）

（法第三十三条第三号の厚生労働省令で定める学校，文教研修施設又は養成所）

**第一五条**　法第三十三条第三号の厚生労働省令で定める学校，文教研修施設又は養成所は，次のとおりとする.

一　前条各号に掲げる学校，文教研修施設又は養成所

二　視能訓練士法第十四条第二号の規定により指定されている学校又は視能訓練士養成所

三　臨床工学技士法第十四条第二号の規定により指定されている学校又は臨床工学技士養成所

四　義肢装具士法第十四条第三号の規定により指定されている学校又は義肢装具士養成所

五　救急救命士法第三十四条第二号又は第四号の規定により指定されている学校又は救急救命士養成所（救急救命士法施行規則（平成三年厚生省令第四十四号）第十六条に規定するものを除く.）

六　学校教育法第五十八条第一項（同法第八十二条において準用する場合を含む.）に規定する高等学校の専攻科

七　職業能力開発促進法第十五条の七第一項第一号に規定する職業能力開発校（旧職業能力開発促進法第十五条第二項第一号に規定する職業訓練校を含む.），同項第二号に規定する職業能力開発短期大学校（旧職業能力開発促進法第十五条第二項第二号に規定する職業訓練短期大学校を含む.），同項第三号に規定する職業能力開発大学校又は第二十七条第一項に規定する職業能力開発総合大学校（九年改正前の職業能力開発促進法第二十七条第一項に規定する職業能力開発大学校及び旧職業能力開発促進法第二十七条第一項に規定する職業訓練大学校を含む.）（学校教育法に基づく高等学校若しくは中等教育学校を卒業した者又はこれと同等以上の学力を有すると認められる者を対象とする訓練課程であって，訓練期間が一年のものに限る.）

（法第三十三条第四号の厚生労働省令で定める者）

**第一六条**　法第三十三条第四号の厚生労働省令で定める者は，次のとおりとする.

一　職業能力開発促進法による職業能力開発総合大学校の長期課程（旧職業訓練法（昭和三十三年法律第百三十三号）による中央職業訓練所又は職業訓練大学校の長期指導員訓練課程，職業訓練法の一部を改正する法律（昭和六十年法律第五十六号）による改正前の職業訓練法（昭和四十四年法律第六十四号）による職業訓練大学校の長期指導員訓練課程，旧職業能力開発促進法による職業訓練大学校の長期課程及び九年改正前の職業能力開発促進法による職業能力開発大学校の長期課程を含む.）において法第三十三条第四号の規定に基づき厚生労働大臣の指定した科目を修めて修了した者

二 学士の学位を有し，学校教育法に基づく大学院において二年以上修業し，かつ，法第三十三条第四号の規定に基づき厚生労働大臣の指定した科目を修めて修了した者

三 学校教育法に基づく大学若しくは高等専門学校，旧大学令（大正七年勅令第三百八十八号）に基づく大学又は第十五条各号に掲げる学校，文教研修施設若しくは養成所において一年（高等専門学校にあっては，四年）以上修業し，かつ，法第三十三条第三号の規定に基づき厚生労働大臣の指定した科目を修めた者で，学校教育法に基づく大学院において二年以上修業し，かつ，法第三十三条第四号の規定に基づき厚生労働大臣の指定した科目を修めて修了したもの

（法第三十三条第五号の厚生労働省令で定める者）

**第一七条** 法第三十三条第五号の厚生労働省令で定める者は，学校教育法第九十一条第二項又は第百二条第一項本文の規定により，同法に基づく大学（短期大学を除く．）の専攻科又は大学院への入学に関し大学を卒業した者と同等以上の学力があると認められる者（旧大学令に基づく大学を卒業した者を除く．）とする．

（合格証書の交付）

**第一八条** 厚生労働大臣は，試験に合格した者に合格証書を交付するものとする．

（合格証明書の交付及び手数料）

**第一九条** 試験に合格した者は，厚生労働大臣に合格証明書の交付を申請することができる．

2 前項の申請をする場合には，手数料として二千九百五十円を国に納めなければならない．

（手数料の納入方法）

**第二〇条** 第十二条第一項の出願又は前条第一項の申請をする場合には，手数料の額に相当する収入印紙を受験願書又は申請書にはらなければならない．

（規定の適用等）

**第二一条** 法第三十六条第一項に規定する指定試験機関（以下「指定試験機関」という．）が試験の実施に関する事務を行う場合における第十二条第一項，第十八条及び第十九条の規定の適用については，これらの規定中「厚生労働大臣」とあり，及び「国」とあるのは，「指定試験機関」とする．

2 前項の規定により読み替えて適用する第十九条第二項の規定により指定試験機関に納められた手数料は，指定

試験機関の収入とする．

3 第一項に規定する場合においては，前条の規定は適用しない．

### 第三章 業務

（法第四十二条第一項の厚生労働省令で定める行為）

**第二二条** 法第四十二条第一項の厚生労働省令で定める行為は，次のとおりとする．

一 機器を用いる聴力検査（気導により行われる定性的な検査で次に掲げる周波数及び聴力レベルによるものを除く．）

　イ 周波数千ヘルツ及び聴力レベル三十デシベルのもの

　ロ 周波数四千ヘルツ及び聴力レベル二十五デシベルのもの

　ハ 周波数四千ヘルツ及び聴力レベル三十デシベルのもの

　ニ 周波数四千ヘルツ及び聴力レベル四十デシベルのもの

二 聴性脳幹反応検査

三 眼振電図検査（冷水若しくは温水，電気又は圧迫による刺激を加えて行うものを除く．）

四 重心動揺計検査

五 音声機能に係る検査及び訓練（他動運動若しくは抵抗運動を伴うもの又は薬剤若しくは器具を使用するものに限る．）

六 言語機能に係る検査及び訓練（他動運動若しくは抵抗運動を伴うもの又は薬剤若しくは器具を使用するものに限る．）

七 耳型の採型

八 補聴器装用訓練

### 附　則

（施行期日）

1 この省令は，法の施行の日（平成十年九月一日）から施行する．

（受験手続の特例）

2 法附則第二条の規定により試験を受けようとする者が，受験願書に添えなければならない書類は，第十二条第二項の規定にかかわらず，次のとおりとする．

一 法附則第二条に該当する者であることを証する書類

二 写真（出願前六月以内に脱帽して正面から撮影した縦六センチメートル横四センチメートルのもので，そ

の裏面には撮影年月日及び氏名を記載すること.)

3　法附則第二条の規定により試験を受けようとする者が，受験願書に添えなければならない書類は，第十二条第二項の規定にかかわらず，次のとおりとする.

　一　履歴書

　二　法附則第三条第一号に規定する講習会の課程を修了したことを証する書類

　三　平成十年九月一日において病院，診療所その他附則第四項各号に掲げる施設（以下「病院等」という.）で適法に法第二条に規定する業務を業として行っていた者又は附則第五項各号のいずれかに該当する者であること及び病院等で適法に法第二条に規定する業務を五年以上業として行っていたことを証する書類

　四　写真（出願前六月以内に脱帽して正面から撮影した縦六センチメートル横四センチメートルのもので，その裏面には撮影年月日及び氏名を記載すること.）

（法附則第三条の厚生労働省令で定める施設）

4　法附則第三条の厚生労働省令で定める施設は，次のとおりとする.

　一　学校教育法に基づく小学校，中学校若しくは高等学校（同法第七十五条に規定する特殊学級が置かれているものに限る.）又は聾学校若しくは養護学校

　二　児童福祉法（昭和二十二年法律第百六十四号）に規定する児童相談所，知的障害児施設，知的障害児通園施設，盲ろうあ児施設，肢体不自由児施設又は重症心身障害児施設

　三　身体障害者福祉法（昭和二十四年法律第二百八十三号）に規定する身体障害者更生相談所，身体障害者更生施設，身体障害者療護施設又は身体障害者福祉センター

　四　知的障害者福祉法（昭和三十五年法律第三十七号）に規定する知的障害者更生相談所又は知的障害者更生施設

　五　老人福祉法（昭和三十八年法律第百三十三号）に規定する特別養護老人ホーム

　六　介護保険法（平成九年法律第百二十三号）に規定する介護老人保健施設

　七　前各号に掲げる施設に準ずる施設として厚生労働大臣が認める施設

（法附則第三条の厚生労働省令で定める者）

5　法附則第三条の厚生労働省令で定める者は，次のとおりとする.

　一　病院等で適法に法第二条に規定する業務を業として行っていた者であって，平成十年九月一日において当該業務を休止し，又は廃止した日から起算して五年を経過しないもの

　二　平成十年九月一日において引き続き三月以上法第三十三条第一号から第三号まで及び第五号の文部科学大臣の指定した学校又は厚生労働大臣の指定した言語聴覚士養成所の専任教員であった者

| 記入不要 | 登録番号 | | 収　　入　　印　　紙　　欄 |
|---|---|---|---|
| | 登録年月日 | | （収入印紙は消印しないで下さい） |

## 言語聴覚士免許申請書

| 平成令和　　年　　月施行第 | | 回 | 言語聴覚士試験合格 | 受験地 | | 受験地コード | | |
|---|---|---|---|---|---|---|---|---|
| | | | | | | 受験番号 | | |

1　罰金以上の刑に処せられたことの有無。（有の場合、その罪、刑及び刑の確定年月日）有・無 ＿＿＿＿＿＿＿＿＿＿＿＿＿＿＿＿

2　言語聴覚士の業務に関し犯罪又は不正の行為を行ったことの有無。（有の場合、違反の事実及び年月日）有・無 ＿＿＿＿＿＿＿＿＿＿＿＿＿＿

3　出願後の本籍又は氏名の変更の有無。（有の場合、出願時の本籍又は氏名）有・無 ＿＿＿＿＿＿＿＿＿＿＿＿＿＿＿＿＿＿＿＿＿

4　過去に言語聴覚士免許を有していたことの有無。（有の場合、登録番号）有・無 ＿＿＿＿＿＿＿＿＿＿＿＿＿＿＿＿＿＿＿＿＿＿＿

上記により、言語聴覚士免許を申請します。

年　　　月　　　日

| コード番号 | | |
|---|---|---|
| 本　　　籍（国　　　籍） | | 都道府県 |

| 電　　話 | （　　　　　） | | | | |
|---|---|---|---|---|---|
| 住　　所 | 都道府県　　市郡　　　区　　　町村　番　　番地号 | | | | |

| ふりがな | (氏) | (名) | | 性　別 | 男 |
|---|---|---|---|---|---|
| 氏　名 | (旧姓) | | | | 女 |
| 通　称　名 | | | | | |
| 旧姓併記の希望 | 有　・　無 | | | | |

| 生年月日 | 昭和平成令和西暦 | | 年 | | 月 | | 日 |
|---|---|---|---|---|---|---|---|

厚生労働大臣
指定登録機関代表者　殿

図1　言語聴覚士免許申請書

様式第二号（第三条、第五条関係）

| 記入不要 | 登録番号 | |
|---|---|---|
| | 訂正書換え交付年月日 | |

収　入　印　紙　欄

（収入印紙は消印しないで下さい）

## 言語聴覚士名簿訂正・免許証（免許証明書）書換え交付申請書

| 登　録番　号 | 第 | | 号 | 登　録年月日 | 平成令和 | | 年 | 月 | 日 |
|---|---|---|---|---|---|---|---|---|---|

変更を生じた事項

| | 変　更　前 | 変　更　後（第 1 回） | 変　更　後（第 2 回） |
|---|---|---|---|
| コ　ー　ド番　　　号 | | | |
| 本　　籍（国　籍） | 都道府県 | 都道府県 | 都道府県 |
| ふ　り　が　な | (氏)　　(名) | (氏)　　(名) | (氏)　　(名) |
| 氏　　　　名 | (旧姓) | (旧姓) | (旧姓) |
| 通　称　名 | | | |
| 旧姓併記の希望 | | 有　・　無 | 有　・　無 |
| 生　年　月　日 | 昭和平成令和西暦　　　年　　月　　日 | 昭和平成令和西暦　　　年　　月　　日 | |
| 性　　　別 | 男　・　女 | 男　・　女 | |

| 変　更　の　理　由 | | ※ | ※ |
|---|---|---|---|

　　上記により、言語聴覚士名簿訂正・免許証（免許証明書）書換え交付を
申請します。
　　　　　　　　　　　年　　　月　　　日

| 電　　話 | （　　　　） | | |
|---|---|---|---|
| 住　　所 | 都道府県　市郡　　区　　　町村　番　　番地号 | | |
| 氏　　名 | | 生年月日 昭和平成令和西暦 | 　年　　月　　日 |

　厚 生 労 働 大 臣
　指定登録機関代表者　　殿

※印の欄は記載しないこと。

図2　言語聴覚士名簿訂正・免許証（免許証明書）書換え交付申請書

| 記入不要 | 消除年月日 | |
|---|---|---|

# 言 語 聴 覚 士 名 簿 登 録 消 除 申 請 書

| 登　録番　号 | 第 | 号 | 登　録年月日 | 平成令和 | 年 | 月 | 日 |
|---|---|---|---|---|---|---|---|

| コ ー ド 番 号 | |
|---|---|
| 本　　　　籍（国　　　籍） | 都道府県 |

| ふ り が な | (氏) | (名) |
|---|---|---|
| 氏　　　　名 | | |

| 生 年 月 日 | 昭　和平　成令　和西　暦 | 年　　　　月　　　　日 |
|---|---|---|

| 消 除 理 由 の生 じ た 年 月 日 | 平成令和 | 年　　　月　　　日 |
|---|---|---|

| ※ コ ー ド 番 号 | |
|---|---|
| 消 除 理 由 | 死 亡 ・ 失 踪 ・ そ の 他 |

　　　上記により言語聴覚士名簿の登録を消除されたく免許証（免許証明書）及び
関係書類を添えて申請します。
　　　　　　　　　　　　年　　　月　　　日

| 電　　　　話 | （　　　　　） | |
|---|---|---|
| 住　　　　所 | 都道府県　　　市郡　　　区 | 町村　番　　番地号 |
| 氏　　　　名 | | |

　厚 生 労 働 大 臣　　殿
　指定登録機関代表者

※印の欄は記載しないこと。

図3　言語聴覚士名簿登録消除申請書

| 記入不要 | 登録番号 | | 収　　入　　印　　紙　　欄 |
| :--- | :--- | :--- | :--- |
| | 登録年月日 | | （収入印紙は消印しないで下さい） |

## 言語聴覚士免許証（免許証明書）再交付申請書

| 登　録番　号 | 第 | | | | 号 | 登　録年月日 | 平成令和 | | 年 | 月 | 日 |
| :--- | :--- | :--- | :--- | :--- | :--- | :--- | :--- | :--- | :--- | :--- | :--- |

| コ ー ド 番 号 | | |
| :--- | :--- | :--- |
| 本　　　　　籍（国　　　籍） | | 都道府県 |

| ふ り が な | (氏) | (名) | | 性　別 | 男 |
| :--- | :--- | :--- | :--- | :--- | :--- |
| 氏　　　名 | | | | | 女 |
| | (旧姓) | | | | |
| 通　称　名 | | | | | |

| 生　年　月　日 | 昭和平成令和西暦 | | 年 | 月 | 日 |
| :--- | :--- | :--- | :--- | :--- | :--- |

| 免許取得資格 | 平成令和 | | 年 | 月施行第 | | 回言語聴覚士国家試験合格 |
| :--- | :--- | :--- | :--- | :--- | :--- | :--- |

　　上記の言語聴覚士免許証（免許証明書）を（破った・汚した・失った）ので、関係書類を添えて免許証（免許証明書）の再交付を申請します。
　　　　　　　　　　　　　　年　　　　月　　　　日

| 電　　　話 | （　　　　　） | | |
| :--- | :--- | :--- | :--- |
| 住　　　所 | 都道府県　　　市郡 | 区 | 町村　　番 | 番地号 |
| 氏　　　名 | | | |

厚 生 労 働 大 臣
指定登録機関代表者　　殿

図4　言語聴覚士免許証（免許証明書）再交付申請書

言語聴覚士国家試験受験願書

| 収　入　印　紙<br>（消印しないこと。） | | | | | |
|---|---|---|---|---|---|

| ふりがな<br>氏　　　名 | | 性別 | 男<br>女 | 受　験<br>番　号 | ※ |
|---|---|---|---|---|---|
| 生 年 月 日 | 明治<br>大正<br>昭和<br>平成<br>令和　　　年　　月　　日 | 本　籍<br>（国籍） | 都 道<br>府 県 | 受　験<br>希望地 | |

| 現 住 所 | 都道府県　　　　　　　　　　市郡区<br><br>（郵便番号　　　　—　　　　　）　　　電話番号　　　　　　（　　　　　） |
|---|---|

| 養成施設名 | |
|---|---|
| 最終学歴 | 学部（学科）　　　　　　　　　　　　年卒業（見込） |

| 受<br><br>験<br><br>資<br><br>格<br><br>（該当項目に<br>○印をつける<br>こと。） | 資　格　該　当　項　目 | | | 添　付　書　類 |
|---|---|---|---|---|
| | 養成施設卒業者<br>（一般・短期） | 法第33条第1号 | | ・養成施設修業（卒業）証明書 |
| | | 法第33条第2号 | | |
| | | 法第33条第3号 | | |
| | | 法第33条第5号 | | |
| | | 法附則第2条 | | ・養成施設修業（卒業）証明書<br>・平成10年9月1日現在、養成施設において修業中であったことを証する書類 |
| | 指定科目履修者 | 法第33条第4号 | | ・大学等卒業証明書<br>・指定科目履修証明書 |
| | 外国養成施設卒業者 | 法第33条第6号 | | ・厚生労働大臣による受験資格の認定を証する書類 |
| | 実務経験者 | 法附則第3条 | | ・履歴書<br>・指定講習会修了証明書<br>・実務経験等を証する書類 |

| 連 絡 先 | 電話番号　　　　　　　（　　　　）　　　　　（内線　　　　） |
|---|---|

上記により、言語聴覚士国家試験を受験したいので申し込みます。

令和　　　年　　　月　　　日
厚 生 労 働 大 臣
指定試験機関代表者　　殿
　　　　　　　　　　　　　　氏　　　名

備考　1　※印欄には、記入しないこと。
　　　2　該当する不動文字を○で囲むこと。
　　　3　黒ボールペンを用い、かい書ではっきりと記入すること。
　　　4　指定試験機関に申し込む場合には、所定の手続により受験手数料を納付し、収入印紙は貼らないこと。
　　　5　修業（卒業）証明書・指定科目履修証明書・実務経験等を証する書類については、それぞれ学校・養成施設・勤務先の長（所属長等）の発行に係るものであること。
　　　6　法附則第2条に該当する者のうち、平成10年9月1日現在、現に養成施設の課程を終えている者にあっては、受験資格を証する添付書類は、養成施設修業（卒業）証明書のみでよいこと。
　　　7　用紙の大きさは、A4とすること。

図5　言語聴覚士国家試験受験願書

## 4 | 厚生省告示第二百二十五号

言語聴覚士法第三十三条第二号の規定に基づき
厚生労働大臣の指定する科目を定める件
改正　平一二厚告四五九

言語聴覚士法（平成九年法律第百三十二号）第三十三条第二号の規定に基づき，厚生大臣の指定する科目を次のとおり定める．

平成十年八月二十八日

一　人文科学のうち二科目

二　社会科学のうち二科目

三　自然科学のうち二科目（統計学を含む．）

四　外国語

五　保健体育

六　基礎医学（医学総論，解剖学，生理学及び病理学を含む．），臨床医学（内科学，小児科学，精神医学，リハビリテーション医学，耳鼻咽喉科学，臨床神経学及び形成外科学を含む．），臨床歯科医学（口腔外科学を含む．），音声・言語・聴覚医学（神経系の構造，機能及び病態を含む．），臨床心理学，生涯発達心理学，学習・認知心理学（心理測定法を含む．），言語学，音声学，言語発達学，音響学（聴覚心理学を含む．），社会福祉・教育（社会保障制度，リハビリテーション概論及び関係法規を含む．），言語聴覚障害学総論（言語聴覚障害診断学を含む．），失語・高次脳機能障害学，言語発達障害学（脳性麻痺及び学習障害を含む．），発声発語・嚥下障害学（音声障害，構音障害及び吃音を含む．）及び聴覚障害学（小児聴覚障害，成人聴覚障害，聴力検査並びに補聴器及び人工内耳を含む．）のうち八科目

## 5 | 厚生省告示第二百二十六号

言語聴覚士法第三十三条第三号の規定に基づき
厚生労働大臣の指定する科目を定める件
改正　平一二厚告四六〇

言語聴覚士法（平成九年法律第百三十二号）第三十三条第三号の規定に基づき，厚生大臣の指定する科目を次のとおり定める．

平成十年八月二十八日

一　人文科学のうち二科目

二　社会科学のうち二科目

三　自然科学のうち二科目（統計学を含む．）

四　外国語

五　保健体育

六　基礎医学（医学総論，解剖学，生理学及び病理学を含む．），臨床医学（内科学，小児科学，精神医学，リハビリテーション医学，耳鼻咽喉科学，臨床神経学及び形成外科学を含む．），臨床歯科医学（口腔外科学を含む．），音声・言語・聴覚医学（神経系の構造，機能及び病態を含む．），臨床心理学，生涯発達心理学，学習・認知心理学（心理測定法を含む．），言語学，音声学，言語発達学，音響学（聴覚心理学を含む．）及び社会福祉・教育（社会保障制度，リハビリテーション概論及び関係法規を含む．）のうち四科目

## 6 | 厚生省告示第二百二十七号

言語聴覚士法第三十三条第四号の規定に基づき
厚生労働大臣の指定する科目を定める件
改正　平一二厚告四六一

言語聴覚士法（平成九年法律第百三十二号）第三十三条第四号の規定に基づき，厚生大臣の指定する科目を次のとおり定める．

平成十年八月二十八日

一　基礎医学（医学総論，解剖学，生理学及び病理学を含む．）

二　臨床医学（内科学，小児科学，精神医学，リハビリテーション医学，耳鼻咽喉科学，臨床神経学及び形成外科学を含む．）

三　臨床歯科医学（口腔外科学を含む．）

四　音声・言語・聴覚医学（神経系の構造，機能及び病態を含む．）

五　臨床心理学

六　生涯発達心理学

七　学習・認知心理学（心理測定法を含む．）

八　言語学

九　音声学

十　言語発達学

十一　音響学（聴覚心理学を含む．）

十二　社会福祉・教育（社会保障制度，リハビリテーション概論及び関係法規を含む．）

十三　言語聴覚障害学総論（言語聴覚障害診断学を含む.）

十四　失語・高次脳機能障害学

十五　言語発達障害学（脳性麻痺及び学習障害を含む.）

十六　発声発語・嚥下障害学（音声障害，構音障害及び吃音を含む.）

十七　聴覚障害学（小児聴覚障害，成人聴覚障害，聴力検査並びに補聴器及び人工内耳を含む.）

十八　臨床実習

# 7 言語聴覚士法の施行について

　言語聴覚士法が，平成9年12月19日法律第132号をもって，言語聴覚士法の施行期日を定める政令，言語聴覚士法施行令及び言語聴覚士法施行規則が，それぞれ平成10年8月28日政令第298号，政令第299号及び厚生省令第74号をもって公布され，平成10年9月1日より施行された.

　都道府県の経由事務等は原則としてないこととされているが，医療機関関係者，福祉施設関係者，国家試験受験希望者，養成所設立希望者等からの照会が予想されるため，貴都道府県主管課に言語聴覚士の担当を決めるとともに，次の事項に留意の上，適切に対処されたい.

　また，指定試験機関や指定講習会主催者に対して協力願いたい.

　なお，この通知では，言語聴覚士法を「法」と，言語聴覚士法施行規則を「規則」とそれぞれ略称する.

記

**第一　法制定の趣旨について**

　脳卒中等による言語機能障害や先天的難聴等の聴覚障害を有する者等に対するリハビリテーションについては，近年の人口の高齢化，疾病構造の変化等に伴い，その必要性，重要性が高まってきている.

　これらのリハビリテーションの推進を図るためには，その従事者の確保及び資質の向上が喫緊の課題となっている.

　この法律制定の趣旨は，このような現状を踏まえ，音声機能，言語機能及び聴覚に関するリハビリテーションを行う専門職として言語聴覚士の資格を定め，その資質の向上を図るとともにその業務が適正に運用されるよう規律し，もって医療の普及及び向上に寄与することにあること.

**第二　言語聴覚士の定義について**

　言語聴覚士とは，厚生大臣の免許を受けて，言語聴覚士

の名称を用いて，音声機能，言語機能又は聴覚に障害のある者についてその機能の維持向上を図るため，言語訓練その他の訓練，これに必要な検査及び助言，指導その他の援助を行うことを業とする者をいうものとすること.

**第三　言語聴覚士の免許について**

1　言語聴覚士の免許は，言語聴覚士国家試験に合格した者に与えられるものであること.

2　言語聴覚士の免許の申請等の手続は，規則第1条，第3条から第9条までの規定によるほか，医師免許の申請手続等と同様に扱うこととしていること.

3　言語聴覚士の登録の実施等に関する事務については，法第12条に基づき指定登録機関を指定して行わせる予定であり，また，指定登録機関の指定が行われた場合には，免許の申請等は法第26条の規定に基づき指定登録機関に提出することになること.

　なお，指定登録機関の指定については，別途告示するものであること.

**第四　言語聴覚士国家試験について**

1　言語聴覚士国家試験（以下「試験」という.）の受験資格は，次の者に与えられるものであること.

(1)　大学入学資格を有する者又は規則第13条に定める者であって，文部大臣が指定した学校又は厚生大臣が指定した言語聴覚士養成所（以下「指定施設」という.）において3年以上の教科課程を修了したもの（法第33条第1号）

(2)　学校教育法に基づく大学（短期大学を含む.）若しくは高等専門学校，旧大学令に基づく大学又は規則第14条に定める学校，文教研修施設若しくは養成所において2年（高等専門学校にあっては，5年）以上修業し，かつ，厚生大臣の指定する科目を修めた者で，指定施設において1年以上の教科課程を修了したもの（33条第2号）

　なお，厚生大臣の指定する科目は，次のとおり（平成10年厚生省告示第225号）であること.

ア　人文科学のうち2科目

イ　社会科学のうち2科目

ウ　自然科学のうち2科目（統計学を含む.）

エ　外国語

オ　保健体育

カ　基礎医学（医学総論，解剖学，生理学及び病理学を含む.），臨床医学（内科学，小児科学，精神

医学，リハビリテーション医学，耳鼻咽喉科学，臨床神経学及び形成外科学を含む.），臨床歯科医学（口腔外科学を含む.），音声・言語・聴覚医学（神経系の構造，機能及び病態を含む.），臨床心理学，生涯発達心理学，学習・認知心理学（心理測定法を含む.），言語学，音声学，言語発達学，音響学（聴覚心理学を含む.），社会福祉・教育（社会保障制度，リハビリテーション概論及び関係法規を含む.），言語聴覚障害学総論（言語聴覚障害診断学を含む.），失語・高次脳機能障害学，言語発達障害学（脳性麻痺及び学習障害を含む.），発声発語・嚥下障害学（音声障害，構音障害及び吃音を含む.），及び聴覚障害学（小児聴覚障害，成人聴覚障害，聴力検査並びに補聴器及び人工内耳を含む.）のうち8科目

(3) 学校教育法に基づく大学（短期大学を含む.）若しくは高等専門学校，旧大学令に基づく大学又は規則第15条に定める学校，文教研修施設若しくは養成所において1年（高等専門学校にあっては，4年）以上修業し，かつ，厚生大臣の指定する科目を修めた者で，指定施設において2年以上の教科課程を修了したもの（法第33条第3号）

なお，厚生大臣の指定する科目は，次のとおり（平成10年厚生省告示第226号）であること．

ア 人文科学のうち2科目
イ 社会科学のうち2科目
ウ 自然科学のうち2科目（統計学を含む.）
エ 外国語
オ 保健体育
カ 基礎医学（医学総論，解剖学，生理学及び病理学を含む.），臨床医学（内科学，小児科学，精神医学，リハビリテーション医学，耳鼻咽喉科学，臨床神経学及び形成外科学を含む.），臨床歯科医学（口腔外科学を含む.），音声・言語・聴覚医学（神経系の構造，機能及び病態を含む.），臨床心理学，生涯発達心理学，学習・認知心理学（心理測定法を含む.），言語学，音声学，言語発達学，音響学（聴覚心理学を含む.），社会福祉・教育（社会保障制度，リハビリテーション概論及び関係法規を含む.），のうち4科目

(4) 学校教育法に基づく大学（短期大学を除く.）若

しくは旧大学令に基づく大学において厚生大臣の指定する科目を修めて卒業した者又は規則第16条に定める者（法第33条第4号）

なお，厚生大臣の指定する科目は，次のとおり（平成10年厚生省告示第227号）であること．

ア 基礎医学（医学総論，解剖学，生理学及び病理学を含む.）
イ 臨床医学（内科学，小児科学，精神医学，リハビリテーション医学，耳鼻咽喉科学，臨床神経学及び形成外科学を含む.）
ウ 臨床歯科医学（口腔外科学を含む.）
エ 音声・言語・聴覚医学（神経系の構造，機能及び病態を含む.）
オ 臨床心理学
カ 生涯発達心理学
キ 学習・認知心理学（心理測定法を含む.）
ク 言語学
ケ 音声学
コ 言語発達学
サ 音響学（聴覚心理学を含む.）
シ 社会福祉・教育（社会保障制度，リハビリテーション概論及び関係法規を含む.）
ス 言語聴覚障害学総論（言語聴覚障害診断学を含む.）
セ 失語・高次脳機能障害学
ソ 言語発達障害学（脳性麻痺及び学習障害を含む.）
タ 発声発語・嚥下障害学（音声障害，構音障害及び吃音を含む.）
チ 聴覚障害学（小児聴覚障害，成人聴覚障害，聴力検査並びに補聴器及び人工内耳を含む.）
ツ 臨床実習

(5) 学校教育法に基づく大学（短期大学を除く.）若しくは旧大学令に基づく大学を卒業した者又は規則第17条に定める者で，指定施設において2年以上の教科課程を修了したもの（法第33条第5号）

(6) 言語聴覚士として必要な知識及び技能を修得させる学校又は養成所であって文部大臣又は厚生大臣が指定するものにおいて，法施行の際，既にその教科課程を修了している者又はこれを修得中であり，法施行後にその修得を終えた者（法附則第2条）

(7) 法施行の際現に病院, 診療所又は規則附則第4項で定める施設（以下「病院等」という.）において適法に法第2条に規定する業務に携わっている者又は規則附則第5項で定める者であって, ①厚生大臣の指定する講習会の課程を修了していること及び②法第2条に規定する業務を5年以上業として行っていることという2条件を満たすもの（法附則第3条）

なお, 法施行の際現に法第2条に規定する業務に携わっていることとは, 平成10年9月1日に病院等で音声機能, 言語機能又は聴覚に関するリハビリテーション業務を行う職に就いていればよく, 当日現実に業務を行ったことまでは要求されていないこと.

法第2条に規定する業務を5年以上業として行っていることとは, 病院等で音声機能, 言語機能又は聴覚に関するリハビリテーション業務についていた期間が5年以上であり, かつ, 業務に従事していた時間が3,000時間以上であること. したがって, 聴力検査のみを行っていた期間や補聴器の調整のみを行っていた期間は上記の期間には含まれないこと.

なお, 当該受験資格は平成15年3月31日までに限り認められるものであること. また, 平成10年4月1日までに採用され, 所要の要件を満たす者は, 平成15年春に行われる試験の受験資格を認められるものであること.

(8) 外国の法第2条に規定する業務に関する学校若しくは養成所を卒業し, 又は外国で言語聴覚士に係る厚生大臣の免許に相当する免許を受けた者で, 厚生大臣が (1)～(5) の者と同等以上の知識及び技能を有すると認定したもの（法第33条第6号）

2 試験を施行する期日及び場所並びに受験願書の提出期限については, 規則第11条の規定により, あらかじめ, 官報で公告することとされているが, 第1回の試験は, 平成11年春に予定していること.

3 法附則第3条の規定により, 平成15年3月31日までの間, 試験を受けることができる者が受験願書に添えなければならない書類については, 規則附則第3項に定めるところであるが, このほか次によること.

(1) 規則附則第3項第2号に規定する法附則第3条第1号の講習会を修了したことを証する書類（当該

講習会の主催者の発行する修了証明書）

(2) 病院等で適法に法第2条に規定する業務を5年以上業として行ったこと等を証する施設長の証明書（別記様式による.）（図6）

(3) 規則附則第4項第7号に該当する場合には, 当該施設の概要を示す書類

4 1-(8) の受験資格の認定を受けようとする者は, あらかじめ, 厚生大臣に次の書類を添え, 出願するものとすること.

(1) 国家試験受験資格認定申請理由書

(2) 履歴書

(3) 外国人登録済証明書, 日本国籍を有する者の場合は戸籍謄本又は抄本

(4) 写真（申請前6か月以内に脱帽正面で撮影した6×4cmのもの）

(5) 外国の学校若しくは養成所の卒業証書又は外国の免許証及びその写し（事務局で確認後, 原本は返還する.）

(6) 外国で卒業した学校又は養成所の教科課程を明らかにした書類及び成績証明書（当該学校又は養成所の長の証明のあるもの）

(7) 外国で卒業した学校又は養成所の施設現況書（当該学校又は養成所の長の証明のあるもの）

(8) 外国で免許を受けた者にあっては, その免許の根拠法令の関係条文（原文のもの及び邦訳したもの）

5 試験の実施に関する事務については, 法第36条に基づき指定試験機関を指定して行わせる予定であり, 指定試験機関の指定が行われた場合には, 受験願書等は, 法第40条において準用する法第26条の規定に基づき, 指定試験機関に提出することになること. また, 1-(8) により試験を受験しようとする者は, 厚生大臣の受験資格の認定書を指定試験機関に提出しなくてはならないこと.

なお, 指定試験機関の指定については, 別途告示するものであること.

**第五 言語聴覚士の業務について**

1 言語聴覚士は, 従来医師又は看護婦等のみができることとされていた嚥下訓練, 人工内耳の調整及び規則第22条で定める行為について, 医師又は歯科医師の指示の下に診療の補助として行うことができることと

されたこと.

　なお，検査行為には，検査結果に基づく診断行為は含まれないものであり，診断は医師が行うべきものであること.

　また，規則第22条第1号イからニまでに掲げる定

性的な聴力検査は，診療の補助行為とはされていないが，主治の医師の指導を受けなければならないこと.

**2**　言語聴覚士でない者が，言語聴覚士又はこれに紛らわしい名称を使用することは，禁止されていること.

別記様式

```
┌─────────────────────────────────────────────────────┐
│                     証　明　書                       │
├─────────────────────────────────────────────────────┤
│                                                       │
│                 本籍（国籍）                          │
│                 氏　　名                              │
│                             年　　月　　日生          │
│                                                       │
│  　私は、言語聴覚士法（以下「法」という。）附則第3条の趣旨が、これまで病院等の施 │
│  設において適法に、音声機能、言語機能又は聴覚に障害のある者についてその機能の維持 │
│  向上を図るため、言語訓練その他の訓練、これに必要な検査及び助言、指導その他の援助 │
│  を行うこと（以下「言語聴覚士の業務」という。）を業として行ってきた者に、法施行後 │
│  も継続して業務を行うことができるようにするために設けられた特例措置であることを理 │
│  解し、上記の者が、本施設において昭和（平成）　　年　　月　　日から昭和（平成）　　年 │
│  　　月　　日まで（　　年　　か月以上）言語聴覚士の業務を業として行っていたことを │
│  証明します。                                         │
│                                                       │
│                                                       │
│  　上記の期間において業務に従事した時間数　約　　　　　時間 │
│                                                       │
├─────────────────────────────────────────────────────┤
│  　平成　　年　　月　　日                             │
│                                                       │
│                                                       │
│                    施　設　名                         │
│                    施設の種別                         │
│                    住　　所                           │
│                    電　話　番　号　　　（　　）       │
│                    施設長の氏名　　　　　　　　　印    │
└─────────────────────────────────────────────────────┘
```

図6　業務従事証明書

（記載上の注意）

1　この証明書は，言語聴覚士法（平成9年法律第132号）附則第3条の規定により言語聴覚士国家試験を受けようとする者が，言語聴覚士法施行規則（平成10年厚生省令第74号）附則第3項第3号に規定する書類として受験願書に添えなければならないものであること.

2　用紙の大きさは，日本工業規格A4とすること.

3　施設の種別は，病院，診療所又は規則附則第4項第1号から第6号までに掲げる施設のうち該当するものの種別を記載すること. なお，上記以外の施設において業務に従事していた場合には，当該箇所には「その他」と記載し，当該施設の概要が分かる書類を添付すること.

4　証明は，受験者が音声機能，言語機能又は聴覚に関するリハビリテーション業務に従事していた施設の長が行うこと.

　　なお，聴力検査のみを行っていた期間や補聴器の調整のみを行っていたものは含まれないこと.

5　音声機能，言語機能又は聴覚に関するリハビリテーション業務に従事していた施設が2か所以上にわたるときは証明書はそれぞれの施設ごとに作成すること.

6　施設長の氏名の欄は，記名押印に代えて，署名することができる.

言語聴覚士国家試験出題基準
令和5年4月版　　　　　　　　　　ISBN978-4-263-21553-1

2023年3月20日　第1版第1刷発行

　　　　　　　　　　　　　　監　修　公益財団法人
　　　　　　　　　　　　　　　　　　医療研修推進財団

　　　　　　　　　　　　　　発行者　白　石　泰　夫

　　　　　　　　　　　発行所　医歯薬出版株式会社

　　　　　　　　　〒113-8612　東京都文京区本駒込1-7-10
　　　　　　　　　TEL.(03) 5395-7628(編集)・7616(販売)
　　　　　　　　　FAX.(03) 5395-7609(編集)・8563(販売)
　　　　　　　　　https://www.ishiyaku.co.jp/
　　　　　　　　　郵便振替番号 00190-5-13816

乱丁, 落丁の際はお取り替えいたします.　　　　　印刷・真興社／製本・明光社
　　　　　　　© Ishiyaku Publishers, Inc., 2023. Printed in Japan